回復の人間学

森田療法による「生きること」の転換

北西憲二 著

白揚社

目次

まえがき

メンタルヘルスの重要性が指摘され、心の時代とされる現代であるが、その理解と援助の方法がどこか偏っていると感じているのは、私だけだろうか。一つの潮流として、「脳科学の時代」に乗った脳機能還元主義が挙げられる。それに基づくさまざまな知見が新発見として示され、あたかも魔法のように私たちの苦悩を消してくれそうな期待を抱かせる。

その一方で、さまざまな精神療法、心理療法、あるいは自己啓発本、マニュアル本、ハウツー本が巷に溢れている。そこではあまりに安易に自己の悩みを心理化し、そこに還元して、解決を見いだそうとする。いずれもある原因を想定し、その原因から現在の現象を理解し、原因そのものに働きかけることでその現象を変化させようとするものである。

本書の立場は、そしてそもそも森田療法は、そのような脳還元主義とも心理還元主義とも異なるアプローチを取るものである。それは第三の道と言ってよいのだが、私たちの悩みは単純な原因に還元できず、また苦悩、病からの回復は、その原因と関係なく起こりうる、という立場である。キーワードは、自然治癒力であり、自然そのものである。

このような立場からは、私たちの存在を心身自然、あるいは心身生命の渾然一体のものとして理解しようとする。そこでは当然のことながら、私たちと自然の関係が問われてくる。自然（いのち）や身体はどのような原理で生活世界と同調し、動いているのだろうか。そして精神／心（ここでは意識（自己意識）と呼ぶ）は、それとどのような関係にあるのだろうか。さらには、それと回復するということとはどのような関連を示すのだろうか。

ここで生活世界という言葉を使ったのは、私たちの人生、心や身体、そして自然も、生活という状況の中で直接経験するものだからである。

人が悩むということは、生活世界の関わりの中でどのように理解でき、そこでの私たちの思考（認識）や行動はどのようなあり方をするのだろうか。そして、そこからの回復はどのような様相を示し、森田療法はそれを援助するために、どのような介入法を取るのであろうか。

第三の道としたのは、このような認識に基づいたアプローチにほかならない。そしてそれは、本書を「回復の人間学」と命名したこととも関連している。

二〇一一年三月一一日の東日本大震災は、私たちに筆舌に尽くし難い喪失と苦悩をもたらした。そして福島原発の問題は、科学技術の粋を尽くして作られたモンスターと折り合っていくことがいかに困難かを示している。

それとともに、実はこの科学技術のあり方とも深く関連するのだが、私たち人間と自然との関係をもう一度問い直す出来事でもあったようだ。私たち人間は、自然の前では如何に小さい存在なのかを改めて認識せざるを得なかった。ここには、自然を飼い馴らすことができるという人間の思い上がりがなかっただろうか。

東洋の思想にとって自然はむしろ、対象化し飼い馴らすものではなく、そこから学ぶ存在であった。それには、自然と一体化し、それと同時に自己意識を否定するという厳しい営みが必要とされるのである。

森田療法はこのような自然論から成り立っている。

二〇〇一年に『我執の病理――森田療法による〈生きること〉の探究』を上梓してから、これに対応する「回復の人間学」を書きたいと考えていた。ずいぶん時間が経ってしまったが、その間に森田療法は大きな変貌を遂げた。その一つが、入院森田療法から外来森田療法へ治療の軸が移ったことである。そこで、森田療法とは一体どのような精神療法なのか、という本質的な問いが生まれてきた。入院森田療法においては、臥褥期（一週間遮断的環境で終日就床する）から始まる独自の治療構造と、治療者がクライアントの悩みを取り上げないという不問的態度から成り、それ自体が対話型の西欧の精神療法と明確に一線を画すものであって、森田療法の根拠ともなり得た。

しかし、そのような治療構造をもたない対話型の精神療法である外来森田療法とは一体どのようなもので、それを森田療法と呼ぶ根拠はどこにあるだろうか、という問いが出てきた。それに答えようと書いたのが本書である。

まず森田療法の思想的バックボーン、それは自然論であり、そこから導き出される人間理解であるが、それを序章からⅣ章までで明らかにしようと試みた。これがいわば森田療法のメタサイコロジーで、自然論に基づいた自己論、欲望論（世界をいかに経験するか）、認識論（否定の論理、自己と世界をいかに認識するか）、行為論（世界にいかに関わるのか）からなり、それに基づいて治療的介入が行われる。Ⅴ章からⅩ章では、そのような介入法とそこでのクライアントの変化を明確にしようと試みた。そしてⅪ章から終章までは、治ることをめぐって論議した。

本書がメンタルヘルスの専門家や悩む人たちに少しでも有益なものであったら、私にとって望外の喜びである。

本書を書き終わったときに、折に触れてご指導いただいた恩師新福尚武先生逝去の報を受けた。生前にぜひとも見ていただきたかった本書であるが、先生の御霊前に捧げたいと思う。

なお本文中森田正馬の論文などは、原則として森田正馬全集より引用したが、文意を損わない程度に、最小限であるが現代文に書き換えたことを付記しておく。

序章　現代社会と森田療法

1　現代におけるメンタルヘルスの問題

豊かになった現代の日本社会では、メンタルヘルスの問題に高い関心が払われるようになった。そして、精神医学の役割は以前よりもはるかに大きいものになってきた。これまで社会的な偏見、疎外に悩んでいた人たちが社会に受け入れられ、さらには自分が病であることを知らずに人知れず悩んでいた人たちが病であることに気づき、適切な治療を受けることができるようになるならば、それは精神医学の進歩である。たとえば、広汎性発達障害や注意欠陥／多動性障害（ＡＤＨＤ　Attention Deficit Hyperactivity Disorder）、気分障害（とくにうつ病性障害や双極性Ⅱ型障害）への啓蒙や治療への取り組みはこのような例であろう。中高年自殺への精神医学からの取り組み、予防プログラムなどの試みも今後期待できる領域である。

一方で、精神医学はその対象を精神障害の啓蒙、予防という領域のみならず、その周辺領域まで拡大しつつある。顕著な例が不安障害と気分障害であろう。不安障害では、一九九〇年代から二つのことが顕著な傾向として認められるようになった。一つは、薬物療法がその治療の第一選択となってきたことで、それには次のような事情がある。まず神経症概念がＤＳＭ‐Ⅲで解体され、心因概念が放棄されて、それ以降、不安障害とその関連障害という形で記述されるようになった。[1] そして脳科学の発展とともに、細分化された病名が登場し、それに対応した生物学的な基盤が主張されるようになった。広義の向精神薬の臨床的効果と脳内の神経伝達物質の変化が結びつけられ、それらはしっかりとした根拠をもっていると主張されるようになった。とくに九〇年代に登場したＳＳＲＩ（選択的セロトニン再取り込み阻害剤）は、その名が示すように選択的にセロトニン経路に働き、副作用も少ないので、「きれいな」[2]薬と呼ばれて広範な対象に効果をもち、アメリカはじめ多くの国で熱狂的に迎えられ、広く用いられるようになった。現在何百万というアメリカ人がＳＳＲＩを服用しており、さらに不安障害とその周辺の障害で、この薬により治療されている例が増えているといわれる。[3] 気分障害では、大うつ病から、より軽症で短期のうつ病（たとえば小うつ病性障害）へとその対象を広げようとしており、不安障害の診断と治療もより軽症例を含む方向に進んでいるような印象を受ける。

社会不安障害（人前での恐怖）、全般性不安障害（過度の心配性）、ＰＴＳＤ（Post Traumatic Stress Disorder　人生のつらい出来事と結びついた反応）、急性ストレス性障害（急性に起こる人生の出来事への反応）、適応障害（環境からのストレスに対する心理的な反応）などは、私たちが生きていくうえで体験する人生の苦悩と結びつくだけに、それらを際限なく広げることが可能である。

ＳＳＲＩは、軽症から中等症のうつ病や各種の不安障害に幅広く臨床的な効果を示すといわれている。私は不安障害や気分障害の概念や治療対象の安易な拡大、あるいはサブクリニカルな例への治療の拡大、とくに薬物療法の対象とすること、つまり医療化することには危惧の念を抱いている。

このような時代の変化は、気分障害あるいは不安障害、さらにはさまざまな人生上の出来事や置かれた環境と関連した心理的反応などの治療における薬物療法と精神療法の役割について、私たちに再検討を迫るのである。現代社会はこうした苦悩に、どのように対応しようとしているのだろうか。そこにむしろ、現代の病理がはらまれていないだろうか。

本章では、不安障害の薬物療法の拡大とその限界に関する基本的な考えから述べることにする。宗教学者の島薗進によるバイオテクノロジーと生命倫理に関する議論[4]を手がかりに、この点について考えてみたい。

島薗はその論文でＳＳＲＩの伝道者ともいえるクレイマーの主張と、アメリカ大統領の下にあって倫理的配慮から生命科学と先端医療の推進に歯止めをかけようとする生命倫理委員会（座長　哲学者レオン・カス）の議論を紹介している。私の問題意識とそのまま重なる点が多いので、これを紹介しながら不安障害の薬物療法の倫理的な問題を含めた限界と効用について考えてみたい。精神医学の生物学的研究と薬物療法はすでに先端医療に足を踏み入れており、そのことをめぐる倫理的な論議なしにその限界と効用については語れないと考えるからで、そうした議論を踏まえて不安障害の臨床について考えてみたい。

薬物療法全盛の時代的風潮に異議申し立てをするとともに、ここでは、治るということ、回復するということについて、どのような視点が必要なのかに説き及ぶ。結論を先取りすれば、それには自然に治る力の尊重、すなわち自然治癒力を医学的あるいは社会心理学的取り組みの中心に据える視点が必須であると私は考えている。

2　不安とうつの薬物療法――SSRIの登場とその批判をめぐって

アメリカでロングセラーとして多くの読者を獲得し、「サイコロジー・トゥデイ」誌で「ここ数年でもっとも重要で刺激的な心理学の書物である」と賞賛されたクレイマーの『驚異の脳内薬品』[2]（原題は *Listening to Prozac* プロザックに傾聴）をまず採り上げる。クレイマーは生物学的精神医学と力動的精神医学に通じた俊英で、幅広い知識を駆使してプロザックの特徴を述べるとともに、その社会文化的影響や生命倫理的な問題をも取り扱っており、その意味では有益な書物と評価されている。クレイマーはプロザックの効能を次のように述べる。

プロザックは、いつもおずおずしている人に自信を与え、感じやすい人を大胆にし、内向的な人にセールスマンのような社交術を教えるかに思えた。プロザックには、霊感を持つ牧師や高血圧症のグループ治療のように、患者を変身させる力があった。……私の患者たちは自己について何ごとかをプロザックに教えられたと口をそろえて言う。……私はこの現象を「プロザックに傾聴」と表現した。顧みるに、どこまで私自身のプロザック傾聴が行きおよんでいるのかを理解し始めたのである。プロザックに反応した患者たちと過ごすうちに、人の性格ないし個性についての私の見解は変わっていった。かつては、経験の積み重ねによって次第に身につけるものだと思っていたものが、生物学的に決定された生まれつきの気質だと見るようになった。自尊心がどのように保たれるのか、人間関係において「敏感性」はどのように働くのか、また社交術がどのように使われるのかについても、私は別な見方をするようになった。用心深く引っ込み思案になって不器用な暮らし方をしていた患者が、薬物治療によって実に柔軟な態度で積極的に活躍するのを見て、西欧社会ではある社交形式が他に比べてよしとされているとの印象を私はますます強くした。……この効力に対する私の記憶コードは「美容精神薬理学」である。

これは、現代の精神医学における薬物療法の信奉者たち（治療者のみならず、気分障害やうつ病で悩んでいる人やその家族）によく見られる神話であるように思われる。魔法の薬が、長らく悩みの種だった生きづらさ、気分の落ち込み、不安、恐怖をすっきりと取り除いてくれるという神話である。また、それらは異常なもので、取り除かなくてはならないという理解には、その人の生き方、個性、特性まで医療あるいは薬物療法の標的である症状にしていこうとする、現代アメリカの一つの潮流が窺える。

さらにクレイマーはプロザックの治療経験からこう述べる。

……精神科医は二つの方向に引っ張られる。一つは疾病の範囲を広げて、クライアントの性格特性をそこに含める方向、他は、多分病気にかかっていない状態であっても、個性に影響を与えうる医薬を発見したと公言する方向である。やっと今、躁と鬱の連続体だけに限定せず、ＯＣＤ〔Obsessive-Compulsive Disorder　強迫性障害〕とヒステリー症の連続体と呼べそうなものにも、医師の影響力を及ぼせまいかと、医師たちが考え出した。どちらに向かうにせよ私たちは「医薬による個性の実現」に向かってじりじりと進んでいる。

つまり、気分障害の治療のみならず、強迫的な人たち（完全主義者）から拒絶＝過敏症の人たち（喪失や拒絶に対して極度に過敏な人たち）までプロザックは変えることができる、とクレイマーは主張する。彼の言う拒絶＝過敏症とは個性の特徴であり、それらを変化させることは美容精神薬理学の新しい方向であるという。拒絶＝過敏症とは傷つきやすい心の持ち主と考えてよいだろう。あるいは対人関係に繊細さをもつ人である。それは一般には私たちが性格と理解しているものである。そして、これらの性格のスペクトルは通常、精神療法（心理療法）の対象と考えられてきたのである。

クレイマーはプロザックを「性格を変える薬」であるとし、競争の激しいアメリカのビジネス社会で成功の源となる「気分高揚」をもたらすと指摘する。プロザックを服用することで社会的成功を手に入れたあるクライアントは、薬をやめて八ヶ月後に「私が私じゃないみたいなんです」と言ったという。そして次には、自信を失ったり傷つきやすい心を少しでも感じると、もう自分ではないように思うと言った。この薬は「気分明朗剤（mood brighteners）」とも呼ばれ、情動耐性を増すことができる。

クレイマーは「気質を変えるプロザックの力は、ある種の社会的順応性、この場合「男性的」資本主義の価値に左右されている順応性を助長しているのか。感情調整薬は、トラウマによって押さえこまれてきた女性の感情を解放するという意味で、フェミニストの薬である」と主張する。つまり病を治療するという枠組みを超え、通常は病と見なされないその周辺群の気質、性格、気分を薬物で変えることによって、その社会での適応を手に入れられるようにしようとするのである。その手段となるのがプロザックで、これらは増進的介入（enhancement）と言われ、通常の医学的介入である治療（treatment／cure）と対比される。

つまりこの魔法の薬は、私たちの不安、恐怖、落ち込みなどをすっきり取り除いてくれるだけでなく、性格、気質をも変えることができるというのである。しかし、クレイマーの著書がベストセラーとなるには、それを求める時代背景があったはずで、それはどのようなものなのだろうか。

島薗によれば、一九九〇年代以降次第に重要性を増してきた生命倫理の問題に、増進的介入の是非と限界をめぐる論議がある。アメリカでは二〇〇三年にブッシュ大統領の下の生命倫理委員会が「治療を超えて」[3]と題する報告書を公にし、この問題に正面から取り組んでいった。そこでは、治療を超えたバイオテクノロジーの利用は幸福の追求に役立つのか、という問いかけがなされ、増進的介入が目指すものを、(1)より望ましい子ども（生み分けや子どもの振る舞いの改良）、(2)優れたパフォーマンス（バイオテクノロジーによる筋肉増強など）、(3)不老の身体、(4)幸せな魂（記憶と気分の操作）に分けて論じている。

この増進的介入の気分操作について、倫理的立場からの批判を見てみよう。それらは六つの点から論じられている。(1)ＳＳＲＩによって得られた幸福は、本当に自分自身のものであるのか、(2)心の痛みをなくそうとする試みは、苦しむべきときには苦しむ能力を失わせ、愛の深さからも遠ざけてしまう危険がある、(3)ＳＳＲＩは不幸や惨事の経験から学ぶ能力や、他者の苦境に共感する能力を失わせる。私たちは精神的苦痛から自己改革、向上への意欲が湧くのである、(4)自己理解の医療化の危険性、つまり典型的に人間的であると見なされてきた気質が医療化され、病の領域の拡大傾向と病の原因についての還元主義的な考え方が強まってくる、(5)活動がなければ幸福もないし、薬瓶から生み出された孤立した喜び、満足、気分の明るさは幸福の貧しい代用品にすぎないのではないか、(6)ＳＳＲＩのもたらす危険は、個人がもっぱら自分自身の心の状態に関心を向けるようになり、また自分の価値が他者の目や競争社会での成功だけで計られることであって、いわば「気分明朗社会」をもたらす危険性である。

島薗は、自己の彼方から訪れる生命の恵みの感受力は、痛みの経験と切り離しがたく、また痛みを免れがたいことの経験は、他者の痛みや苦難に対する慈悲共感の念を育てると指摘する。そしてプロザックなどＳＳＲＩの使用の是非、とくに増進的介入に基づく使用は慎重に検討されるべきであると言う。さらに論じるべき問題があるが、不安障害の臨床、とくに薬物療法との関連からは、次の三つの点が問題となろう。

不安障害そのものが、人生の危機に生じる苦悩と連続性をもっているために、その領域は拡大しやすい傾向にある。たとえば日本では最近、社会不安障害（ＳＡＤ　Social Anxiety Disorder）がマスコミなどを通して大々的に採り上げられ、それらの治療の第一選択としてＳＳＲＩが推奨されている。これは、それまで内気だったが何とかそれと折り合って生きてきた人たち、それを克服する努力を払いながら乗り越えようとしている人たちにとって朗報なのだろうか。私たちも、クレイマーのように拒絶＝過敏症や完全主義的な性格の人たちまで薬物療法の対象とする誘惑に駆られるのではないだろうか。そこでの自助的努力とそこから得られる達成感、さらにはその人の成熟や成長は、クレイマーの言うようなＳＳＲＩで得られるものと同様なのであろうか。

さらに、森岡正博が著書『無痛文明論』[5]で指摘するように、私たちの社会でも生きることに伴って感じる苦悩、つらさを注意深く遠ざけ、快に満ちあふれた社会で人々はかえって歓びを見失い、生きる意味を忘却してしまうのではないか。社交的であること、自己主張的であること、そして成功することが私たちの社会の重要な価値として定着したときには、どのようなことが起こるのだろうか。そのような社会では、それまで自分なりに受け入れようとしてきた、生きていくうえでの不安、落ち込み、さらには内気さ、繊細さ、他者配慮性、完全主義的などの性格特性がマイナスのものとして浮かび上がり、それらもまた薬物療法（ＳＳＲＩ）の対象になるのであろうか。そのような経験が避けたいと思えてこそ、人間的な深い悲しみ、苦悩、それらを通した他者への共感、愛を感じることができるのではないか。

つまり不安、恐怖、抑うつ、そして人生のさまざまな局面で起こってくる病を対象化し、それらをマイナスの、ネガティブな、異常なものとラベル付けして注意深く排除しようとする時代の言説、私たちの心性がそこには存在していよう。

第三に、私たちの自助的な努力、さらにはその背後にあると考えられる自然治癒力（おのずからなるもの）を尊重し、信頼することは、私たちの病からの回復の最も重要な視点であると私は考えている。[6]これらの努力や自然治癒力の軽視は、治療者の万能的コントロール欲求と結びつきやすいだろう。そして症状をより完全に取り除くためには、大量で持続的な薬物療法に治療者が頼ってしまう可能性もある。不安障害に対して、日本ではＳＳＲＩ導入後もベンゾジアゼピンの使用が減っていないという報告は[7]、このようなこととある程度関係しよう。

3 自然治癒力と事実を知り、経験すること

薬物療法の隆盛は、精神も、性格も、記憶も変えることができるという万能感を私たちにもたらす危険性がある。アメリカでのバイオテクノロジーと生命倫理をめぐる議論は、こうしたことが社会にもたらす危険性を指摘している。精神科医は、自分ではそう思っていなくても、不気味な力をもったモンスターのように認知されているのかもしれない。しかし一方で私たちは、精神障害の生物学的基盤についても、心理学的な理解についても部分的な知識しかもっていない。優れた精神療法家である神田橋條治がその精神療法の基盤に自然治癒力をおくのも[8]、私たちの限界を知り、そして回復という複雑で人間的な営みに対する尊敬、尊重の念があるからに違いない。アメリカの議論ではそのような視点が欠けてもいたのである。神田橋が指摘するように、精神療法も、薬物療法も私たちにとっては異物であり、いわば固着状態に陥っている病の状態にゆさぶりをかけ、そこから自然治癒力を発揮させるためのものと考えられる。そうとするならば、その自然治癒力を発揮させるための工夫が精神療法にも薬物療法にも求められる。過度の介入とは、精神療法の場合は切れ味のよすぎる解釈であり、薬物療法においては切れ味のよいきれいな薬かもしれないのである。もちろん適切に使えばきわめて有益であろうが、鋭利な刃物と同じで慎重な取り扱いを要するだろう。

では、本来私たちがもっている自然治癒力、自然な回復力を引き出していくにはどうしたらよいのだろうか。自然治癒力、自然な回復力というと、そこにはいわゆる人為とは異なる力が働いていると

の含意が読み取れよう。そこでは、自然と人間の関係、つまり私たちが自然をどのように理解し、どのように関わるかが問われていくことになる。ここでのキーワードは「自然」である[9]。自然な回復力が引き出されるということ、そして治るということはどのような事態を指すのであろうか。それにはまず、自然と人の関係を問う必要があるだろう。自然な治癒力、回復力を知り、経験するとはどのようなことであろうか。それは本書で展開していくテーマであるが、その基本に「事実を知ること」、そして「事実を経験すること」を挙げたい。森田自身は、その精神療法の基本原理として「事実唯真」を挙げ、次のように述べる。

「かくあるべしという、なお虚偽たり。あるがままにある。即ち真実なり」ということがある。ここでは、いつもただ、事実が最も大切である[10]。

次章からは事実を知ること、経験することと回復について論じていく。事実の知り方、経験の仕方、自然への関わり方には二つの方法があり、一つは西欧で発達した認識論、もう一つは東洋のそれである。それらと私たちの苦悩からの回復がどのように関係するのかについて論じていくことにしよう。

この章では二つのことを指摘して、締めくくりとしたい。

まず、回復に何よりも大切なこととして、自然治癒力の重要性がある。それは個人の人生で遭遇するさまざまな逆境、苦悩、そして病に抗し克服する復元力への注目であり、「レジリアンスモデル」[11]と呼ばれるものと共通するものである。その考え方はさまざまであろうが、本書では次のような理解に基づいて展開する。

自然治癒力、あるいはレジリアンスは私たちが生きていくうえでのさまざまな苦悩、つまり原始仏教でいう生老病死の苦悩をコントロールし取り除くことでなく、むしろそのような試みや足掻《あが》きをやめたときに発動するものとも考えられる。それが本書のテーマであるのだが、いわば人為の届かないところのもの、「おのずからなるもの（自然）」と深く連動しているようにも思われる。それはまた、東洋の思惟方法の特徴や、ここで展開する回復論とも関係する。これが東洋における事実の知り方であり、経験の仕方であり、東洋的自然論、自己論、自由性とも関連しよう。

もう一つは悩む本人、さらに家族、それを取り巻く環境そのものがもつ回復へと向かう力の大切さである。その現れの一つとして自助的努力があり、それは自然治癒力を引き出す試みの一つである。私たちがその自助的努力について、尊敬と賞賛の念を惜しまないことが、クライアントの健康な力の発揮に通じていく。そこには、クライアントと治療者の共同作業という視点、自助グループの尊重とそのサポート、そしてクライアント・家族・環境、さらには薬物療法と精神療法が自然治癒力を引き出す方向に働きかけることの重要性を認識することを含んでいる。クライアントの自然治癒力の尊重とその発揮への援助がすべての治療の王道であり、この視点が薬物療法と精神療法を統合する道を開くものと考えられる。

I　森田療法の人間理解

1　自然科学的モデルとその限界をめぐって

序章の最後に、森田療法における最も重要な治療のテーマは事実を知ること、事実を経験することであり、それを自然との関係において探求することが大切であると指摘した。

その前段で、クレイマーのプロザック（ＳＳＲＩ）の理解と、それに対する哲学者レオン・カスの反論を紹介した。クレイマーに代表される現代の潮流の一つは、私たちの苦悩を脳機能と結びつけ、障害あるいは病というカテゴリーに入れて、それらを取り除くことを目指すものである。そこにクレイマーのいう「きれいな」抗うつ剤（ＳＳＲＩ）が鍵と鍵穴のようにぴたりと合致し、この薬が社会的成功と幸福をもたらすという。これは私たちが生きていくうえでの苦悩、不安、抑うつをタブー視し、それを注意深く取り除くことが人々の幸福であるという主張でもある。しかも単なる主張でなく、科学的根拠（evidence）が存在するとしており、そのエビデンスの積み重ねに基づく考えは説得力を増している。これは西欧のみならずグローバルに広がりつつある考え方で、日本でも同じような流れが見て取れる。

こうした科学的モデルの代表が、脳機能還元モデルである。このモデルが世界を席巻したのは、明快な認識方法、つまりその事実の知り方による。言い換えれば、ある現象を分析し、それを原因－結果という自然科学的パラダイムから解析しようとしている。現象のすべては原因からほぼ理解でき、その原因を除去する、あるいはそこでの機能欠損に何らかの修正を加えれば、問題そのものが解決されたと理解するのである。

この認識方法が最も力を発するのは、疾患の急性期モデルである。たとえば感染症を考えてみよう。個体がある病原菌に感染し、さまざまな身体症状を呈する。原因は病原菌で、それを除去するか、その病原性を弱めることが治療である。そこには確かに個体差を超えた共通の異常（原因）を見いだせる。しかし、回復にはその人が置かれた状況が密接に関係しているだろう。さらには同じように感染したとしても、感染症を発症する人としない人が存在する。病原菌という共通の原因は見いだせるが、それが病理性をもつかどうか、そこからどう回復していくかには、個体、そして個体の置かれた環境が密接に関連する。

では、ここで問題にしている精神現象についてはどうだろうか。この認識方法は、精神病理現象といわれるものを観察し、分析し、その原因を脳機能の不全に還元する。そしてその現象を除去するには、原因を除去する（あたかも病原菌のように）か、少なくとも想定された原因に対し直接的、間接的に何らかの影響を与えていこうとする。これは私たちが幼い頃から教育されてきた自然科学的、分析的手法である。これらの理解が私たちに物質的豊かさ、便利さをもたらしたことは言うまでもない。そして心の問題にこの自然科学的手法が用いられるようになり、それが現代の主流になっている。是非はともかく、この事実だけは押さえておかなければならない。

ここまで述べてきた西欧で発達した科学的な知のあり方は、人間が生きていくうえでの苦悩、すなわち生老病死を対象化し、その原因を探求し、それについて解決しようとする。アンチ・エイジングという誤解を招きやすい言葉がもてはやされることは、時代のこうした風潮と無縁ではない。そしてここでの事実の知り方の方法として、次のような特徴が挙げられる。

(1)さまざまな現象、森羅万象を自分と切り離して対象化すること

(2)その対象化した現象、あるいは物事をある仮説に還元すること

(3)その理論は、仮説に基づいた原因とそこから導き出される結果、そしてその検証からなり、きわめて明快であること

私たちがその明快さに心を打たれ、そうした理論に魅せられてきたことは言うまでもないし、そのような考え方が時代を席巻しているといっても過言ではない。

世界の標準的な精神療法になろうとしている認知行動療法についてはどうであろうか。今やそれ以前の西欧における精神療法の主流であった精神分析を駆逐し、確固たる地位を築いているように見える。その理由として、私たちの苦悩、医学的には症状と呼ばれるものを、認知のゆがみというきわめて単純だが、説得力のある仮説に従って理解したことが挙げられよう。したがって、この精神療法は標的を症状そのものに絞っており、症状を認知のコントロールを通して軽減することを目指している。つまり徹底して部分的で戦略的であり、その理論もきわめてわかりやすい。そこで提唱されるモデルは、認知のゆがみが気分の落ち込みを引き起こすというもので、私たちの感情体験とは世界や自己の認知、さらには行動と深く関係するというものである。一九六〇年代にアーロン・ベックは、うつ病

あるいは気分の落ち込みの二次的な障害として理解されてきた認知、または思考の障害を、発想を逆転してその原因とした。[1] 私たちの感情体験に思考あるいは認知と行動が深く関係するということは、一九一五年に森田正馬が今でいうパニック障害の面接時にすでに看破し、それに基づいた面接をしている。[2] しかしそこでの方向性は、同じ思考すなわち認知[3]〔本書では「認知」を森田が使った「思考」と同じ意味として用い、パーソンズに倣って「思考のほかに、イメージ、夢、白日夢そして記憶を含む」と広く定義する〕を中心に据えるにしても全く正反対で、東洋と西洋の認識方法の特徴が見て取れる。あるいは事実の知り方、そこでの体験の仕方が異なってくる。それは自己の感情をどのように理解し、関わるか、さらには自己そのものの問題とも関わるので、次の章で詳しく論じることにする。

　認知行動療法は、認知のゆがみをいわゆる精神病理現象の原因として、その現象を分析し、解析することで、世界的な成功を収めた。つまり精神療法、あるいは心理療法における西欧の代表的な存在となったのである。そして単純化された認知の障害は当然脳機能との関連を追及しやすく、ここでも精神病理現象の脳機能還元説と親和性をもつ。ここまで読まれた読者は、序章で述べたクレイマーによるプロザックの理解を連想するかもしれない。彼は、クライアントが自分に欠けていると思う「性格」をプロザックで埋めることができると主張しているのである。そこでは暗々裏に脳機能不全を想定し、それを薬物で変えることができるとする。認知行動療法では、おそらく認知機能のゆがみが脳の機能不全と結びついて理解されていくだろう。それゆえ今では統合失調症や気分障害、あるいはその他の精神障害にも、薬物療法と認知行動療法の組み合わせによる治療が推奨されるようになった。

　このような理解に基づいて問題の同定（つまり苦悩の計測）や介入方法のマニュアル化がなされており、こうした理解は文化の枠組みを超越しやすい。そこが、認知行動療法がいわば文化の垣根を越えてグローバルな精神療法になった最大の理由である。またこのような部分への還元、単純化は短期的には効果を上げやすく、標的症状がはっきりしているところから薬物療法との比較を通した効果研究も行いやすい。

最近では、科学的根拠に基づいた治療が医学の領域で求められているが、精神療法のなかで認知行動療法がエビデンスを出しやすいのは上の理由による。この療法は、西欧で発展した認識方法に最も忠実な形をとって生まれた精神療法であろう。

しかし、問題はこれだけで解決されるのだろうか。脳の機能不全、認知のゆがみという原因を設定し、その原因を取り除く、あるいは欠けているものを埋めるという設定から見た回復とはどのようなものであろうか。精神医学では、寛解（原因そのものは取り除かれていないが、完全に症状は消失している）、不完全寛解、軽快などの用語が一般には使われる。それはあくまで症状レベルの問題で、そこでは症状の消失、社会的適応の程度が問われてくる。しかし、病から回復するとは単に以前の状態に戻ることなのであろうか、病からの回復の経験は症状の軽減、社会的適応のみから判断できるのだろうか。果たして私たちは病の前の状態に戻ることができるのだろうか。病からの回復は、必然的にその人の生き方に変化をもたらす。あるいは、もたらさないかぎり回復ということはあり得ないのではなかろうか。そこには違った人間理解が必要ではないのか、そういった疑問が当然起こってくる。

ところで、このような西欧流の事実のとらえ方と体験の仕方ではない精神療法も、当然存在し、それがここで述べていく森田療法である。では、どのように違うのか、何が違うのか、そこが問われなければならない。

2 森田療法と精神分析——自然モデルと科学モデルの比較

森田療法とは——精神分析との比較から

少々長くなるが森田正馬自身の言葉を引いてみる。彼はいち早く西欧の精神療法とその基本にある事実の知り方、認識方法に着目し、批判しているのである。

もともとわれわれの身体と精神の活動は、自然の現象である。人為によって、これを左右することはできない。ところが人々は常識的に、すべてこれを自己の意のままに、自由に支配することができるものと信じている。特に精神的のことについてその通りである。自分の身体を空中に持ちあげることのできないことは、だれも知っているけれども、精神的のことは、自分の心は自分よりほかに知るものがないとか、自分の心で思う通りに物を感じ、または考えることが自由にできるように思い違えている……[4]

ここでの認識は、さまざまな物事を客観的に取り出し、原因を探求し、分析の対象とする、今まで述べてきたような、いわゆる自然科学的態度とは異なっている。森田は、心身の活動は自然現象で私たちの操作の対象でないとし、私たちはあたかもそれができるように思い違いをしている、と述べる。これが森田のいう「思想の矛盾」である。このように心と身体を自己の思いどおりにしようとすることと自体が、反自然な思想、つまり認識の誤りで、私たちの苦悩を生むという。これが森田療法の基本的認識である。

そして、当時日本に紹介されたフロイト（精神分析）あるいは合理的な説得療法に鋭い批判を加えていく。森田がフロイトの鋭い批判者であったことはすでに前著『我執の病理』で述べた。日本に精神分析を導入した東北帝国大学の丸井清泰教授と森田の論争は、日本の精神医学会の白眉であったと内村祐之は述べている[5]。しかし、この議論は噛み合っていたとは言えない。丸井は精神分析というよりフロイト思想の導入者というべきで、実際に精神分析によってクライアントを治療した実践家ではなかった。それに対し、森田は自ら精神療法を創始し、それを実践し、そしてその効果に絶対的ともいえる自信をもっていた。ここでは新福尚武の先駆的論文[6]を参照しながら、森田とフロイトの事実の知り方を検討してみよう。

森田は「強迫観念の本態（紙・革類恐怖）・臨床講義」[7]のなかで症例を挙げて、フロイトとの違いを説明している。まず簡単に症例を紹介してみると——

二十五歳男性・材木商の家庭に育つ。同胞五人の第二子、未婚である。発症以来五年を経過している。徴兵に行く前のころ、感冒で病臥中に母親が落としたはさみの音に、非常にびっくりした。以来はさみを見ると悪寒、恐怖を感じるようになった。その後、今度ははさみで切られるもの、紙・革類などを見ると非常に厭な感じがして、胸が悪くなるようになった。さらに頭内もうろう、抑うつ、さまざまな神経衰弱症状を呈するようになった。

この症例に対する森田の理解は次のようなものである。

(1)はさみの落ちた音に、びっくりしたが、これは偶然に起こった（感動事実）。誰にでも起こることで何ら病的な反応ではない。

(2)この患者はもともと内向的で自己観察傾向が強かったため、びっくりしたときの心身の変化を細々と観察し、ビックリさせた音との関係を、自分の恐怖そのものにとらわれるようになった。（この自己観察と恐怖にとらわれてしまうのは素質である。）

(3)さらにはさみから連想が進んで、はさみで切られるものすべてに厭な感じがするようになった。これも偶然のことで、特別の意味はない。

これが森田の「とらわれ」説である。

そしてこれらを図式化して、発症＝素質×感動事実（一般の恐怖）×機会とし、それはいわば仏教哲学でいう因縁果の法則であるとする。素質が最も重要な原因で、ある外界の刺激（機会）により、心身の反応（感動事実）が引き起こされ、素質により、それにとらわれてしまう。そして何よりも重要なのは、現在の症状そのものの現象と症状発現過程を分析し観察することであると力説する。これは、現象間の関連を検討し、そこから治療を考えていこうとする関係モデルに立脚している。

森田は似たような事例を挙げて、フロイト説を批判している。ある寡婦の刃物恐怖の事例である。

(1)分析の結果、はさみは、男性の性器の象徴であることが判明した。

(2)自分の性的願望に対する良心の不安を、外界に投影したものと解釈できる。（刃物を恐怖することに意味がある。）

(3)この症例の強迫観念の移行について、「はさみ恐怖」が「はさみで切る」へと移行していくことは、サジスムス・コンプレックスと関連する。（はさみで切るということに意味がある。）

これをシェーマで理解すると、その発症＝感動事実（あたかも性欲の）×機会となり、それは西欧の哲学でいう因果の法則である。感情事実（幼児期の性欲、感動事実つまり無意識）が主たる原因で、その原因を発生学的（過去の経歴を探求する）に理解し、その原因を意識化することが治療となる。つまり治療は原因探求モデルとなる。

森田の精神分析理解はあまりに単純化されているが、人間理解の立場の違いはよく示されている。少なくとも、人間の理解がフロイトと全く異なるものであることをよく認識していた。この論議から、精神現象、あるいは悩みを理解するうえでの事実のとらえ方には、二つの種類があることが示される。

新福が指摘するように、フロイト的な考え方は、でき上がった症状そのものからそれがもつ意味の検討に遡っていくのに対して、森田は情動体験がどうして起こり、それがどのように固定されたかという具体的状況の観察を重視したのである。フロイトには体験そのものの意味が重要であるが、森田にとって体験そのものに大した意味はなく、その体験をどのように受けとめるかというパーソナリティ（森田のいう資質）が決定的意味をもつ。

つまり、フロイトの説は自然科学的、発生論的すなわち原因探求モデルであって、分析的、歴史的であり、こうした西欧で発達した認識方法の流れに現代の精神医療の枠組みが入ってくる。この認識方法はすでに強調したように、自然を客観化し、分析し、操作しようとする。そこには精神や自我の優越性を認め、それらを確たる実在とする理解が厳然として存在する。心身二元論であり、それをさらに推し進めれば、ここで問題としている人間理解では、脳機能還元論へと結びつく。

これに対しもう一つの事実のとらえ方は、現象（恐怖体験）そのものを自然なものとして理解し、その背後に何らかの原因を想定せず、そこでの関係のあり方を追求しようとするものである。それは東洋の自然論に基づき発展したもので、現象にどのように関わるかを問題にしていく。そしてそこでは、心身は一体であり、さらにいえば心身と自然は分かちがたく結びついたものである。それは心身自然一元論というべきもので、この観点からは生物・心理・社会モデルそのものがすでに分析的であるということになる。

森田のいう因縁果の法則は、仏教辞典によれば「仏教では、因と縁、または因も縁も同じ意味（因即縁）ということで一つに結びつけたもの。広くは原因一般をさす。すなわち、すべては縁起している、つまり因縁によって生じている因縁生と説き、因縁は、仏教思想の核心を示す言葉である。[8]」この認識について、明治時代の思想家で宗教者である清沢満之《まんし》は次のように述べる。

> そもそも有限は、その存在に限界があるゆえに、変易であり、無限はその存在に限界がありえないがゆえに、不変易である。……
> 因縁所生は有限世界の最大の原理であり、それがどれほど高妙深遠であるかは容易に説明しがたいけれども、……およそ有限世界内の事象はみなことごとく変易（無常）の法に従い、どれ一つとっても常住するものはない。[9]

清沢がいう因縁所生とは、仏教の原理である諸法無我の関係のあり方の説明概念である。この諸法無我とは、その存在に限界があるゆえに、変化、変遷があり、有限のものには常住不変なものがないゆえに、世界と私たちの存在は諸法無我である。

つまり私たちの世界、経験、私たち自身は有限であり、相互に関連しながら、あるものを生み出し、それがまた変遷していく。そして私たちは因と縁から生み出された結果からしか世界は理解できず、またこの結果、つまり現在は常に変遷しているのである。その関係のあり方を問うのが、因縁果の法則であり、それは森田療法の世界観に通底し、治療論と結びついていく。私たちはここから、この療法にある事実の知り方とそれに基づく治療論を明らかにしていかなければならない。

森田療法に通じるこうした認識方法は、西欧的な意味での現象学や本質探求の学と異なり、中村元によれば、諸現象の存する現象世界をそのまま絶対者と見なし、現象を離れた境地に絶対者を認めようとする立場を拒否する認識方法で、明治以降の哲学者によって現象即実在論と呼ばれてきた[10]。その表現される現象においては、もはや私たちに隠されているものは何も存在しない、つまり生死輪廻の流転の姿がすなわち絶対者の境域にほかならない。現象世界の無常なる姿がそのまま絶対的意義を有するのである。そしてそこには、動的であること、現状肯定、人と自然との一体などが特徴として現れてくる。

これは日本思想を貫く現実主義であり、矛盾した諸契機が対立し批判し合うことなく混在しているという文化的な重層性をもつ。そこでは、人と自然が調和して生きることが強調され、ありのままの自然的な欲望がそのまま肯定され、これはそのまま森田療法の治療論に通底するものである。

この認識方法は普遍性への探求に欠けることがある、という批判はあり得る。しかし現代医学は飽くなき原因探求によって、病という経験に苦悩する人たちへの理解と自然治癒力を前提とした回復プロセスの軽視へと傾斜する危険性をはらんでいる。それに対する異議申し立てとして、これらの認識方法はきわめて現代的である。

森田は東洋的な自然論に基づき、精神病理と精神療法の治療論を展開した。したがって問われるのは「正常」対「異常」でなく、「自然」対「反自然」というあり方である。

二つの事実の知り方と治療論――精神分析との比較から

さてここまで、いわゆる科学的モデルを批判的に紹介しながら、森田療法の人間理解を示してきた。そしてさらに森田による精神分析批判を採り上げ、人間理解には少なくとも二種類の事実の知り方があることを指摘した。

ここではフロイトの認識方法との比較を通じて、森田の認識方法の特徴を明らかにしていくことにしよう[11]。

森田もフロイトも、その文化と時代の認識方法に強い影響を受けていたのは間違いのない事実であろう。フロイトの認識方法は、飯田真・中井久夫が指摘するように、十九世紀的な分析的、自然科学的思想そのものである。彼は人間の精神を分析していくつかの要素に分解し、それを再構成し心的装置を構想する。そして、そこに働く心的エネルギーを当時の物理学に倣って投射、転移、転換などの操作概念を用いて説明する。つまり、きわめて因果論的、要素主義的である[12]。それとともに、現象の背後にある本質を想定し、そこへの徹底した探求と理論化への欲求、つまり普遍化への情熱があって、それがフロイトのメタサイコロジーと呼ばれるものである[13]。

森田の認識方法の基礎をなすものを一言で言えば、東洋的自然論であり、そこでの現象の理解の仕方は現象即実在論に基づく。フロイトとの対比でいえば、これは自然論を基盤とした自己論で、それが森田療法のメタサイコロジーとも言えるものであり、結論を先取りすれば、そこには「自己の構造」、「欲望論」、「認識論」、「行為論」が含まれ、それらが密接に関係しながら、森田療法の人間理解と治療論を形成している。

森田療法にとっての事実とは自然そのものの現象である。私たちの心身の自然な現象は、環境とダイナミックな関係をもち、常に流動し変化しながら、一方で平衡状態を保っている。そこには生命体全体の現れとしての心身の現象があり、常に流動変化しているそれらを対象化し分析するのではなく、その事実をありのままに知り、体験していく。つまり、自然な現象の中にそのまま身を投じることで事実を知り、体験することができるのだと考える。

森田療法では、この自然な現象に抗うのを「とらわれ」、「はからい」と理解したのであって、要するにそれは反自然的なあり方である。反自然とは、そのような流動する自然な現象を自分の思いどおりに操作しようとする心のあり方、自己意識のあり方を指す。

さて、この自然科学主義と自然論に基づいた事実の知り方とは、具体的にどのような違いを示すだろうか。

フロイトの知るモデルは徹底した原因探求モデルである。その視点は歴史的であり、必然的に発生論的であり、起源への探求を第一義とする。フロイトは葛藤の起源として家族との歴史的関係を問題にし、母をめぐる父との葛藤に私たちの苦悩の源泉を見た。そしてその葛藤的関係を治療者との関係に置き換え、つまり転移させ、そこでの歴史的関係の探求を通して自己を知る作業を行うのである。精神分析にとって、自己を知るとは歴史的な存在としての自己を知ることであり、それは最終的には母と父と自分の関係の物語としての自己を知る作業となる。

一方、森田療法の知るモデルは関係モデルであり、体験モデルである。森田療法では「今ここ」にある生活世界での関わりの中で、その人の存在のあり方を探求していく。そして、私たちの人生における生老病死とそれに伴う苦悩を、自然なるものとしてあるがままに受け入れ、そのまま体験していくことが、事実を知ること、事実を体験することと理解する。森田にとっては、不安、恐怖などクライアントが症状と呼ぶものは、とらわれ（＝悪循環）という現象あるいは関係のあり方である。そのとらわれについて、単に症状へのとらわれというレベルを超え、自己の構造と生活世界の関係を問うていく。それは自己意識、身体、内的自然という、自然論に基づく自己の構造と生活世界との閉じられた連鎖からなり、そこへの介入を試みるのである。とらわれを抜けるには、私たちが内包する自然なるものを受け入れ、それをありのままに体験していくことが重要であり、治療の焦点はそこに置かれる。先ほど森田療法を自己論と述べたのは、要するにこうして自己のあり方が問われていくことになるからである。

精神分析も森田療法も、欲望（あるいは無意識）が治療の重要なテーマとなるが、その理解は正反対である。精神分析にとっては欲望－無意識が恐怖－症状を作り出す源であり、治療とは欲望－無意識に言葉を与え、意識化することである。ここでの欲望－無意識は混沌としたもの、すなわちカオスであり、私たちの存在を脅かすものと理解される。それゆえ、そこに言葉を与えて、自己の意識に組み込む作業が必須となる。

森田療法でも欲望がきわめて重要な鍵となる。つまり、森田療法では「恐怖」と「欲望」（広義の無意識）は密接に関連しているが、それら自体は自然なものであり、なんら病理性をもたないと理解する。たとえば欲望の根源は生きる力であり、それ自体が恐怖を内包し、それらが相まって生活世界での生き生きとした直接体験を可能にすると考えている。対象化し、意識化するのではなく、ありのままに経験することが治療のテーマとなる。そこで問題となるのは、本来欲望と不可分な関係にあり、自然で経験すべき恐怖をあってはならないものととらわれる、自己意識の過剰である[14]。恐怖の否定はそのまま欲望の否定となり、そのこと自体が矛盾である。したがって治療では、この自己意識の過剰さを削り、本来の欲望と恐怖のダイナミックな関係に戻すことになる。つまり過剰な自己意識を無意識化するのである。これは無意識あるいは自然に関して楽観的な、あるいは無条件の信頼があり、意識、言語に対して限定的に考えるという東洋の人間理解に基づいている。

次に、これらの精神療法が生活史と他者との関係をどのように見ているのか、簡単に述べてみよう。フロイトも森田も現在の人間関係を直接的に治療の主題にしなかったし、自己洞察を重視したことも共通する。

精神分析では自己は他者との関係、とくに両親をめぐる愛と憎しみの物語から理解され、その重要な他者への固着を知り、それを意識化し、自己の意識の下に操作できるようにすることが治療の取り組みとなる。その歴史的な他者との関わり合いを知ること、その固着から離れていくことが自己を確立する道筋と理解する。いわゆる自己の確立である。

　森田療法には、他者という治療の主題は存在しない。むしろ自己における身体を含めた内的自然、つまり自己と自然の関係、自己のあり方を問う精神療法である。関係という視点は存在するが、確固たる自己と他者を分ける、あるいは自己を確固たるものとしてその世界から分ける視点はない。森田療法で治療のテーマとして取り組むのは「自己存在に対する自己の態度」[15]で、そこで自己の意識と身体、そして内的自然との関わり方を問題とし、そこでの調和を重視し、自然な心身流動性を取り戻すための治療的介入を行う。それが森田療法における事実の知り方と体験の仕方である。

　したがって精神療法の介入法も違ってくる。精神分析では、治療関係そのものを治療の道具とする。精神分析の作業は、クライアントは治療者とともに過去の心的外傷の探求を行い、それらは治療者－患者関係にやがて転移され、再現され、そして治療者の解釈を経て、クライアントに気づかれるようになる。それが洞察であり、自己を知ることである。またこのような洞察は、さらに治療者との別離を通して確固たるものにされる。精神分析では治療の終結を重視する所以であろう。

　森田療法では、自己の世界への関わり合いの不自然さ（とらわれ）の共有から治療は始まり、治療者がその修正を目指すための提案をクライアントに行い、クライアントはそれを生活場面で実践し、その経験をさらに治療者が明確化するという手順を取る。治療者は、クライアント自身がその不自然な生き方を自覚し、それを修正できるように援助する。そして自己の健康な欲望への気づきと、それをそのまま経験し、行動に結びつける作業をクライアントとともに行う。この治療の根底には、序章で述べた自然治癒力やレジリアンスの尊重と発揮、自助的努力への促しがある。つまり自己のあり方（自己の構造）を問うことは、欲望のあり方を問うことであり、それはそのままその時々の生活世界にどのように関わっていくのか、という行為論に結びつくのである。

橋本和幸が指摘するように、精神分析では治療者‐患者関係そのものが治療の舞台になるが[14]、森田療法では生活世界そのものが治療の舞台であり、治療的関係はその世界に開かれている。

フロイトにとって、そして西欧の社会にとって、不安は病的なものでしかない。したがってその原因を発生的、歴史的に探求し、家族との関係から知ることが不安の解決であると考える。

一方森田は、不安はその人の生まれもった反応様式であり、本来自己のものであるが、それを自己に非ずと認識し、排除しようとしていることにこそ問題があると考える。治療者は不安に対する考え方を排除し、逃避から受け入れ（受容）へと導き、それをそのまま経験できるように介入する。

いずれにせよ、不安を媒介に自己を知る作業をするという点はこの二つの精神療法に共通するが、その知り方が違うのである。フロイトも森田も人間理解としてある構造を考え、そこでの対立から人間の葛藤を理解した点では共通する。フロイトは三層構造論を提出した。言うまでもないが、それは発生論的、歴史的、そして発達的見地から想定されたものであろう。それらの間の抗争・固着が神経症性障害の症状を形成すると考えたのである。

一方、森田の基本的な考え方は二つの極を想定し、それらが抗争すれば葛藤となり、とらわれを生むとした。それらはたとえば恐怖と欲望、主観と客観、現実と自己、自然と自己などと常に対をなし、一つがなければ、他も存在しないような関係にある。次章以降で詳しく検討するが、これは相即・対性（たとえば中国での陰陽に基づく世界観）といえる事実の知り方である。これが森田療法の欲望論の基本的な力動である。治療はそれらの調和を目指し、それがなされて外界に対する適応や健康な生の欲望が発揮されると理解する。[16]

いずれの精神療法も心的エネルギーを考え、それが抗争に使われるのか、自己の実現（森田では「生の欲望」の発揮）に使われるのかを問題としており、三層あるいは二極の間の抗争か調和かを考えるという点で、ともに力動的である。

フロイトの提出した理論は広範で、論理的である。彼は何よりも概念を重視したのである。概念が抽象化されていればいるほど、その人間理解の仮説とクライアントの実際の体験には開きがあり、そのためにも介在者としての治療者を必要としよう。

それと対照的に、森田療法ではクライアントの悩み方を明らかにし、その悩みの解決方法を示すことが特徴である。それはクライアントの経験に即して説明されており、指摘されればはっと気づくようなものである。つまり、クライアントの体験と人間理解の仮説は密接に関連している。ここに、森田正馬の著書をはじめ森田療法に関する本を読み、治療者を必要とせずに治癒に至る一群の人たちが存在する理由があり、おそらく精神分析ではそのようなことはあり得ないであろう。

森田はその当時の精神療法家として、最も多くの神経症性障害を治癒に導いたと考えられる。この治療（入院治療）は、ある手順を用いればあるタイプの神経症性障害は治癒に導かれるという意味では高い再現性を持ち、実証的である。しかし、それらの概念化が不十分であったことは否めない。日本を代表する精神分析家であった土居健郎はこの点に関し、鋭い指摘を行っている。[17]

森田学派の人たちはこの際、医者の行うことと、患者の内部におきる治癒機転とを十分区別しないで論じているように思われる。森田療法で医者の行う主なことといえば、病気の成り立ちについての一般的説明と、それに準じて折にふれ与えられる助言である。この際患者は暗黙のうちに医者を信頼することを要求されている。そしてまた患者の個人的問題は原則としてふれられず、もしふれられても重視されることはない。

これは一九五〇年代の入院森田療法に寄せられた批判である。

しかし土居の指摘を待つまでもなく、精神療法という営みでは、治療者がどのような治療的介入を行い、それがどのような経験をもたらすのか、そこでの治療のプロセスはどのようなものなのか、などが問われなければならない。そしてその介入方法、技法はどのような人間存在の理解（森田療法におけるメタサイコロジー）からもたらされているのか、それとどのような関係があるのかを明確にする作業が必要であろう。とくに本書で展開する外来森田療法では、このような作業は必須である。

Ⅱ　自然論の展開

1　自然論とは

自然的思考と生態心理学

Ⅰ章では、森田療法のメタサイコロジーとして自然論とそれに基づく自己論を取り出し、そこには、自己の構造、欲望論、行為論が含まれるとした。さらに、そこでは事実の知り方に二つの方法があることを指摘した。その一つである自然論に基づいた認識方法とは一体どのようなものであろうか。それがどのように精神療法に関係するのであろうか。それらについてさらに検討を加えてみよう。

この事実の知り方について、哲学者の木田元はその著書『反哲学入門』[1]で、西欧で発達した哲学と比較してこんなふうに述べている。

哲学とは「切り詰めて言えば「ある」ということがどういうことかについての特定の考え方」である。このような考え方をするためには、「「存在するものの全体」を「自然」と呼ぶとすると、自分がそうした自然を超えた「超自然的な存在」だと思うか、少なくともそうした「超自然的存在」に関わりをもちうる特別な存在と思わなければ、存在するものの全体はなんであるかという問いは立てられない……西欧という文化圏だけが超自然的な原理を立てて、それを参照しながら自然を見るという特殊な見方、考え方をしたのであり、その思考法が哲学と呼ばれた」と。

このような考え方からは、自然は超自然的原理によって形を与えられ、制作される単なる材料となってくる。つまり哲学は自然の性格を限定し、否定してみる反自然的で不自然なものの考え方となる。これが精神現象の理解の一つ、科学的思考、科学モデルの基本となる考え方である。

しかし木田が述べているように、この認識方法はむしろ特殊な考え方なのである。古代ギリシャ人にとって万物は自然であり、自然（フュシス）という言葉は「なる」、「生える」、「生成する」という意味の「フュエスタイ」という動詞から派生したものであるという。つまり古代ギリシャ人は、「万物は「成り出たもの」「生成してきたもの」として受け取っていた」。この自然観は、万物を「「葦牙の如く萌え騰がる物に因りてなる」と見ていた古事記の古層に見られる古代日本人の自然観と深く通じるものがありそうです。……こうした自然観のもとでは、自分もまた生成消滅する自然の一部にすぎません」。この「自然」に包まれて生き、その中で考える思考を木田は「自然的思考」と呼び、それを反哲学とも呼んだのである。

このような認識は、次章の森田療法の行為論のところで検討するアフォーダンス理論の提唱者ジェームズ・J・ギブソンの後継者の一人であり、ダーウィンの進化論とギブソン理論を関係づけたエドワード・リードの主張と軌を一にする。

リードは、その著書『アフォーダンスの心理学―生態心理学への道』[2]（原題は *Encountering the World: Toward an Ecological Psychology*）で西欧では主流である二元論の考え方を批判し次のように述べている。

西欧の知の伝統は、「人間の生」が「自然」から分離しており、「自然」と明確に区別されるという考えを土台に築かれてきました。ぼくら西欧人は、「人間性」とは本質的に異なる「自然」の理念にとり憑かれてきたのです。……この本が示そうとしているのは、心理学であれ人間の尊厳であれ、人と自然とは切り離すことでは守られはしないということです。〈人間の自然《ヒューマン・ネイチャー》〉を理解するとは、自然の世界のなかでのヒトの役割と場所を理解すること――すなわちヒトの生態的ニッチを理解することにほかなりません。

つまりすでに述べたように私たちの世界の認識方法、事実の知り方には二つの方法が存在する。その一つが木田のいう自然的思考であり、それは森田療法の事実の知り方と共通なものである。

禅と自然的思考

これに関して、鈴木大拙は本質的な指摘をしている。鈴木は、芭蕉の句の引用からその論を展開する。[3]

よく見れば薺《なずな》花咲く垣根かな

ここでは、自然と一体となって、自然の鼓動を一つ一つ自分の血管を通じて感得するとする。つまり事実の知り方として、自然に入り込み、そこと一体になって、知る事実があるのである。

一方、西欧の詩人として、テニスンを挙げる。テニスンは同じ花を愛でることでも異なった態度を取る。

壁の割れ目に花咲きけり
割れ目より汝を引き抜きて
われはここに、汝の根ぐるみすべてを
わが手のうちにぞ持つ
おお、小さな花よ
もしわれ、汝のなんたるかを
根ぐるみ何もかも、一切すべてを
知り得る時こそ
われ神と人のなんたるかを知らん

この詩を読んでもらえば容易に理解できるように、花を引き抜き、それを科学的客観に基づいて分析しようとする。つまり花を対象化し、分析し、それを客観的に知ろうとする。これが西欧での事実の知り方である。それと対照的に、芭蕉は徹底徹尾主観的である。鈴木は言う。

芭蕉は、「よく見れば」、と言う。この「よく」という一語において芭蕉はもはや外から花を見ている芭蕉ではなくなっているのだ。それはどうかというと、花が花としてみずからを意識するのだ。そしてこの花自身が黙って、しかも雄弁に自分を物語っているのだ。

つまり花と芭蕉はそのまま一体となり、そこで花そのものを芭蕉は知ることができる。それが自然的思考であり、自然論の基盤となるものである。では、この自然的思考、自然論は東洋ではどのように展開してきたのであろうか。そこから森田療法の事実の知り方、経験とはどのようなもので、それを得るにはどのような治療的介入を必要とするのかを検討する。そこから森田療法の源流に戻り、この精神療法の拠って立つ立場を明らかにしたいと考えている。

中国における自然論——儒教と老荘思想

前章で論じたように、森田療法の基本的考えは東洋的自然論であり、それに基づいてこの精神療法が組み立てられている。この自然論は森田療法に、そして日本に特有のものではない。強調しなくてはならないのは、自然論とは自然と人との関係を問うことであり、それが自己のあり方、あるいは自己論へとつながっていくのである。まず、東洋の自然論の骨格を作ったと思われる中国の自然論を見ていくことにする。

森三樹三郎によれば、東洋の自然論は大別すると二つある。[4] 一つは言うまでもなく、中国で初めて自然の哲学を展開した老子と荘子によるもので、たとえば老子は、人為を捨てたとたんに自然はその機能を発揮し始めるとする。つまり、人が生存発展するには必ず自然に順応し、自然に倣わなければならない。老子の根本の立場は、いっさいの人為をなくして自然のままに生きるということであるから、「無為自然」という言葉によって表現される。それは知識の否定であり、知識によって作られた欲望の否定ともなる。そしてその実践哲学は、無知無欲、無道徳というように、すべて否定の上に立てられていると森は指摘する。すなわち無であり、無為の境地に達したときに、自然に内包される人知の及ばない正しい秩序が出現すると考えるのであって、そこでは人為、あるいは作為は否定される。

もう一つは森が言う「有為自然」で、それには儒教の則天の思想が挙げられる。これは論語の「ただ天のみを大なりとなす。ただ堯のみこれに則る」を出典とする語である。万物のうち最も偉大なものは天であるが、ただ聖王の堯〔古代中国の伝説上の帝王、理想の天子とされた〕だけが、この天の法則に従った政治をした、という意味である。この「天」は自然の別名であり、則天自然ともいえる。しかし、儒教の則天自然は無為自然と異なり、次のような特徴をもつ。「礼記」中庸篇には「天命これを性とする。性に従う、これを道という。道を修むる。これを教えという」となる。

つまり儒教では、天が人間に与えたものを天性といい、この天性に従うことを道と呼ぶ。ここまでは荘子の本性自然と一致し、無為自然に近い。しかし次に、道を修めるという人為、教えという作為が浮かび上がってくる。これは意識的努力を必要とするのであるから、人為そのものである。それは自然を尊びながらも人為をふくむのであるから、有為自然と呼ぶのがふさわしいであろう、と森は指摘する。

森のいう有為自然も、本来の意味からいえばむしろ「作為（あるいは人為）と自然」という相反する表現こそ、その実態を示している。

一方、無為自然と呼んでも、老子に「無為を為さば、即ち治まらざるなし」とあるように、無為を為すという表現がある。人為、作為を放棄すること自体作為である。この人為、作為こそ人間の本性に属することで、自然に帰るのはそれほどたやすいことではなく、それ自体人為ではないかという疑問が当然浮かんでくる。そして精神療法という臨床的営み、つまり実践を行う立場からは、そこでの人為と自然の関係が問われなければならない。その人為とはいったいどのようなものか、それと自己のあり方とはどのように関係するのか、を明らかにする必要がある。

それには三つの問いが生じる。一つは、無為自然、あるいは有為自然で自然を体得する方法とはどのようなものなのか。

二つめは、そこで得られた境地とはどのようなものだろうか、そこでは私たちの苦悩、つまり生老病死とどのように向き合い、折り合っていくのか。

三つめは、それを体得する方法、そしてそこで得られた境地と森田療法は、どのような関係にあるのだろうか。

中国の自然論と中国に導入された仏教は相互に影響を与え、内的なつながりをもつようになったという。その代表が禅宗と浄土宗であり、教科書的にいえば有為自然は禅宗とつながり、無為自然は浄土宗と密接な関連をもつ。それらは日本に導入され、独自の発達を遂げた。次は道元と親鸞を採り上げて上の問いに答えることにしよう。

2　日本における自然論と自己のあり方

道元と自己のあり方

道元は日本曹洞宗の開祖で、独創的なその大著「正法眼蔵」は世界史上まれに見る名著とされる。仏教辞典によると、彼は生活そのものを修行と考えて永平寺という修行組織を作り、その思想の核心は「ひたすら座禅することに悟りが顕現していると考えるもので、その立場は、修証一等（修行と悟りは一体のもの）とか、本証妙証（本来の悟りの上に立っての修行）などと呼ばれる」。そして晩年は、「因果を重視し、厳格な出家修行を強調するようになった」といわれる。

さて、先ほど問題にした無為自然、有為自然と自己のあり方について、道元はどのように見ていたのであろうか。

若き日の道元を悩ませた疑問は、当時流布していた天台の根本思想である「本来本仏性、天然自性身」つまり「一切の衆生はみな法性をもち、天然自性身をもつという。それなのに、なぜ三世の諸仏は信行の志を起こして菩提を求める必要があったのか」[4]という命題であった。栗田勇によれば、その意味するところの「人間には本来仏となる本質があるから、おのずからして成仏する」[6]ということが道元にとって納得できることではなかったのである。栗田はその後の道元の歩みについて次のように述べる。

　道元は天台の論理を否定したのではなく、さらに一段と高次の弁証法を操作して、飛躍的な思索の高みへと超出した。さらに重要なことは、それを彼は座禅という、身体的手法の徹底によって、いわば現実化したことである。

では徹底した作為、只管打座《しかんだざ》――ただひたすら座るという厳しい修行によって、道元が達した境地とはどのようなものだっただろうか。

「自己をはこびて万法を修証するを迷いとす、万法すすみて自己を修証するはさとりなり」――自己の力で万法〔すべての存在、事象〕を明らかにしようとすることこそ迷いであり、万法から自己を照らし出し、あきらかにすることがさとりである。

これは森田療法における行動と思考（認識）、あるいは行動と知ること、経験することの関係の理解にそのままつながっていく。

仏道をならふというは、自己をならふ也。自己をならふといふは自己をわするるなり。自己をわするるといふは、万法に證せらるるなり。万法に證せらるるといふは、自己の身心および他己の身心をして脱落せしむるなり。（正法眼蔵・現成考案）

只管打座という徹底した人為の先にこのような悟りがあるのである。そしてそこでの境地は、仏法を習うことであり、それは自己を習うことにほかならない、という。そして自己を習うには、自己を忘れることであり、自己を没却したときに、無心になったときに、初めて自己に習うことが可能となる。「本来本仏性、天然自性身」がここで初めて姿を表すのである。つまり、作為を捨てたときに万法に照らされるという徹底した受け身、受動性であり、ここでは有為自然が無為自然へとつながっていく。

　しかもそれは単なる受け身、受動性だけではない。自己にこだわらない、ということは自他の区別にこだわらず、他己にもこだわらないことである。そして「脱落《とつらく》」は、抜け落ちることであるが、そこには、あらゆる実体化された特定のものへの拘泥からの解放、すなわち、自由自在・融通無礙・無束縛といった境地が見て取れる。[7]

　つまり徹底した自己否定（自己を忘れる、自己を没却する、無心になる）から、自己を習うことが可能となる。そこには何か、おのずからなるものが自己の根底にあり、それがそのような厳しい修行という行動を通して明らかになるとする。

　そこで初めて、自在な境地が生まれてくる。この自在な境地を森田療法が目指すとすると、自己否定とはどのようなことであろうか。そして否定される自己とはどのようなあり方を示しているのだろうか。そこから現れてくるものは何か、が問われることになる。それが本書の後半で展開する治療論である。

　さらに道元は「正法眼蔵」の「仏性」のところで「一切衆生悉有仏性《いっさいしゅじょうしつうぶっしょう》」について独創的な解釈をしたと言われる。この表現に「一切の衆生は悉く仏性を有す」という読み方を超えて、さらに深い本来の意味を探ろうとしたのである。道元はそれを「一切は衆生、悉有が仏性なり」と読ませた。ここでは衆生、生のあるものと、悉有、生のないものを同次元にとらえ、徹底して二元論的認識を排除している。さらに「尽界はすべて客塵なし、直下さらに第二人にあらず」と続ける。この世界には客体となるもの、対象化されるものはない。[6] つまり現象と本質という二元論は成立せず、現象の奥に隠れている本質はないのである。これがI章のフロイトとの比較のところで述べた森田療法の認識法、現象即実在論である。

禅の心理学と森田療法

では、禅と森田療法はどのような関係にあるのだろうか。まず森田自身の見解を引用したい。

　私の現在の治療法を組み立てるに至ったのは、全く禅とは関係がない。私の著書にもある通り西洋流の療法から、しだいに発達・脱化したものである。……

　九大の下田博士は、私の療法を禅から出ているように書いてあるけれども、それは間違いである。強迫観念の本態を知ったのは、心理学的であって、宗教的ではない。その強迫観念の原理を発見したから、煩悩即解脱という事がわかった。すなわち強迫観念の療法は、その精神の葛藤・煩悶を否定したり・回避したりするのではない。そのまま苦痛煩悶を忍受しなければならぬ。これを忍受しきった時に、そのまま煩悶・苦悩が消滅する。すなわち煩悩即菩提であり・雑念即無想・不安心即安心であるのである。禅やそのほかの仏教で『煩悩無尽誓願断』とか煩悩を断つとかいうけれども、私の療法では、決して断つのではない。煩悩のままであるのであります。

　私の著書に、禅語の引用されているのは、みな強迫観念の治療に成功して後に、初めて禅の意味がわかるようになったものである。すなわち、禅と一致するからといっても、禅から出たのではない。私が神経質の研究から得た多くの心理的原理から、禅の語を便利に説明する事ができるようになったのである。……

　この故に禅の修行や、その方の説得のみをもって、神経質を適切に治すという事はできないが、私の療法は、それなどとは全く関係なしに、治す事ができるのである。[8]

古閑義之は、日本の禅と森田学説が混同され誤って理解されていると鋭く批判している。古閑は、禅語はいわゆる技術面での手技、手段の一つであり、森田学説は欧米の近代心理学を根本思想として発展してきた精神病理への理解の仕方である、と主張する。[9]
　確かに森田療法は、経験科学に基づいた神経症性障害に対する精神療法であり、森田が力説したように禅そのものではない。そして禅は、神経症性障害や精神医学の対象となる人たちへの治療法ではない。
　では、森田療法は仏教心理学や禅とは全く関係ないだろうか。私は大いに関係ある、と考えている。仏教心理学に代表される東洋の哲学、宗教、心理学がつかみ取った人間の限界の理解と、そこでの自然への関わりという枠組みは、森田療法の基本的枠組み（森田療法のメタサイコロジー）と軌を一にする。それは人間の苦悩の理解の仕方であり、そこからの解放を目指す方法である。

一方、森田療法は西欧の精神療法の枠組み、すなわちさまざまな技法を取り入れて作られたものである。森田療法はその介入法として西欧の技法を取り入れ、それらを東洋的自然論（そこから取り出されたメタサイコロジー）に基づき組み立て直したもの、と理解できる。そして森田が述べたように、回復を通して得られた心的境地とは、禅の求める心理的態度と方向性が同じであった。この事実は押さえておいた方がよいと思う。

では、その方向とはどのようなものか。禅では、作為を捨て、自己を没却し、特定のものへの拘泥を抜けていくことで、そのために厳しい修行を必要とするのである。森田療法でもその方向性は同じとしても、そこでの介入方法、技法、そしてそこに至るまでの治療プロセスが明確にされていないことが、古閑の森田学説と日本の禅が混合されているという批判につながったと考えている。

また基本的理解、すなわち自然との関わり方を検討せずに、技法のみを西欧の精神療法と比較して、その異同を論じても意味がないであろう。

森田療法と禅――とくに入院森田療法との関連をめぐって

伝統的な入院治療の実践者である鈴木知準と宇佐晋一は徹底して、森田療法は禅と類似するものである、あるいは禅そのものであるという立場を取る。鈴木は、禅の求めた心的態度と森田療法におけるとらわれからの解放は同じ次元のものと指摘し、鈴木大拙の次のような言葉を引いて解説している。

心作用は分別識によって乱される。この人間が禅に出喰わす。禅いわく「自己を洗い去れ。もしお前が本当に自由と自主性を味わいたければ、お前の心の汚れをすっかり拭い去って知恵分別の惑乱を脱却してこい、そうすればもはや恐怖、不安、心配といった厄介ものに攻めたてられる余地はなくなってしまう」と。[3]

これ自体が優れた自己論（自己の構造を問うもの）である。鈴木知準はそれを、分別する態度を捨てて現在になりきれば、不安を超えた自由の心理的態度が展開しているとし、この分別こそ森田のいう「はからい」であると指摘する。[10]

悟りを得るために、禅は二つの手段を取る。一つは公案である。人間の心そのものを大疑の心理的態度に追いつめ、心理的転回によって自由な心の流動を得ようとする。分別する心を捨てること、すなわち心理的転回と道元のところで述べた自己の否定とは同じ意味であり、それによってはじめて、心の流動が得られるのであると考えられる。では、そこで言われる心理的転回はどのようなもので、そこからどのような境地が得られるのか、が問われなければならない。

もう一つは、道元のいう只管打座であり、永平寺の修行がある。只管打座とはただひたすら座ることであり、また永平寺では生活そのものを修行と考えていて、現在への没入により自由な心的態度の展開が得られる、と鈴木知準は言う。それゆえ「あるがまま」の心理的態度は自ら修し、証せざるには展開しないし、わがものにならないと、入院森田療法での経験の重要性を述べている。

これは森田療法の行為論に直接つながり、それらは生活世界の直接な経験の仕方である。そこでは「現在への没入」が重要であるが、それがどのようにして得られ、どのような経験をもたらすのかについて、精神療法の枠組みから問われなくてはならない。

一方、森田は欲望論として、生の欲望と死の恐怖のダイナミズム（精神の拮抗作用）をきわめて重要なものとしている。[11]この一見すると相反するものがダイナミックに関係し、私たちの生のあり方を示しているという理解は、禅にはないものであろう。しかし森田療法では、それが回復の最も重要な鍵となるのである。森田も言うように禅や仏教心理学は欲望の否定であり、森田療法は欲望の肯定、その発揮であるところこそ重要な視点であって、ここに森田療法独自の欲望論が存在する。

この生の欲望はどのような契機から自覚され、発揮されるようになるのだろうか。それらについて自然との関係のもう一つのあり方、無為自然という立場の検討からさらに論を進めよう。ここで取り上げるのは浄土真宗である。

3　親鸞と森田療法

親鸞の苦悩をめぐって

親鸞は道元とほぼ同時代を生きた人で、日本の思想史に重要な役割を果たした。その最も顕著な例が自然法爾の考え方である。親鸞は、幼時に母を亡くし、九歳で出家し、比叡山に登る。二〇年の修行は悩みを解決してくれずに、二十九歳のときに法然を訪ね、自力雑業《ぞうぎょう》を棄てて、他力本願に回心したといわれる。

彼の思想の核心は、他力信心によって往生を説き、その信心は如来から与えられるものとした。自らの内なる煩悩を深く見つめ、それゆえに弥陀の救いが与えられるとするその思想は、近代になって改めて高く評価されている。この間の事情について森田は次のように述べる。

親鸞上人が、偉くなったのは、自分が愚鈍であり悪人であると、悟ってからの事です。赤面恐怖の人でも、自分は、身勝手・わがままであり、人に思いやりがないとかいう事を自覚するようになったら、心機一転して、たちまちに治るのである。親鸞は、九歳で仏門に入り、叡山で勉強し、随分煩悶に悩まされたが、二十九歳の時、法念上人の説教を聞いて、たちまち悟る事ができた。それまでは、恐らくは、道徳恐怖・読書恐怖・悟道恐怖等の強迫観念に悩んだものと思われる。それが「自分は悪人である」と自覚し、一切を弥陀にまかせると往生して、初めて強迫観念が治ったものに違いないのである。[12]

親鸞はいわゆる神経症性障害（強迫観念）に悩み、そのためにさまざまな自力での修行を行ったが、その解決に至らなかった。しかし自己の内なる煩悩（悪、つまり業）をしっかり見つめ、自力での解決の限界を知り、そのときに法然に出会ったと思われる。そして自らの存在を法然に任せたときに、彼の煩悩は解決し、そして法然を通して弥陀の救いが彼の内面で実感されたのであろう。

ここでは四つの精神療法的契機が見いだせる。まずは、何とかしようともがいている間はその苦悩が続いたことである。第二に行き詰まったこと（その限界を知ったこと）、第三に法然という師に出会ったこと、第四にその煩悩（自らの悪、業）を何とかしようとすることをあきらめ受け入れたときに、はじめて阿弥陀の救いが与えられ、煩悩からの解放がなされたことである。

ここでも「かくあってはならない」(思想の矛盾、「べき」思考)と自分を縛り、救いを求めた親鸞がありのままの自分をそのまま受け入れたことが、きわめて重要なターニングポイントとなっている。これは苦悩に抗い、そこで行き詰まり、治療者に出会い、そしてその苦悩を価値づけせず、操作することをあきらめざるを得ないことを知り(つまりそれまでの自己のあり方の否定、自己否定)、そこからおのずから生きる力(生の欲望)を実感するという、森田療法の回復のプロセスときわめて類似する。この点については次章以降でさらに詳しく検討する。

自然法爾と森田療法

さて、このようなことと親鸞の自然法爾《じねんほうに》とはどのように関連するのであろうか。彼の思想の核心を見ていこう。親鸞の自然法爾は次のように語られる。

　自然というは、自はおのずからという。行者のはからいにあらず。然はしからしむということばなり。然というはしからしむということば、行者のはらかいにあらず、如来のちかいにてあるがゆえに。法爾というは、この如来とおんちかいなるがゆえに、しからしむるを法爾という。法爾はこのおんちかいなりけるゆえに、すべて行者のはからいのなきをもって、この法のとくのゆえにしからしむというなり。すべて、人のはじめてはからわざるなり。それゆえに、他力には義なきを義とすとしるべしなり。[13]

小坂国継はこれを次のように口語訳し、解釈している。

自然（じねん）というのは、「自」は「おのずから」ということで、私たち行者のはからいではない。「然」ということは「しからしむ」（そうさせる）という言葉である。「しからしむ」ということは、行者のはからいではなく、阿弥陀如来の誓いであるから法爾という。法爾というのは、この如来の誓いであるから、しからしむる（そうさせる）ことを法爾というのである。法爾は、如来の誓いであるから、およそ行者のはからいが加わらないので、この法の徳ゆえにしからしむるというのである。そのことがわかってはじめて、すべての人ははからわなくなるのである。それだから、義なきを義とするとしるべきである、といわれるのである。[14]

「親鸞においては、自然『じねん』すなわち、『おのずからしからしむること』として、したがって『法爾』（ものがその本来のすがたであること）と同義なるもととしてとらえられ、一貫してそれが人間の側のはからい、すなわち人為と対比されていることがわかる」と小坂は指摘する。

ここでは自然が人為との対比で、はっきりと示されている。つまり私たちが徹底してはからわないこと、一切のはからいを放擲すると、そのもの本来の姿がおのずから現れるとする。阿弥陀如来の誓願を信じて、無義なる義（はからいの放棄）に徹したときに、絶対他力の回心がえられるのである。しかしそこには親鸞が法然に会って、他力本願への回心がなされたように、自力での行き詰まり、そして人との出会いを必要ともするのである。

西田幾多郎はこのことに関連して次のように述べる。

親鸞の自然法爾と云う如きことは、西欧に於いて考へられる自然ということではない。……それは事に当たって己を尽くすと云ふことが含まれていなければならない。そこには無限の努力が含まれていなくてはならない。唯なるがままと云うことではない。併し自己の努力そのものが自己のものではないと知ることである。自ずから然らしめるものがあると云うことである。……そこには絶対の受動が即絶対の能動であるのである。……逆に絶対の他力とは現実即実在と云うことでなければならない。すべての物の上に生命の躍動を感じることでなければならない。……然るに親鸞の自然法爾の自然というのは、西欧の自然の考とは逆の方向に、人間そのものの底に人間を否定したものでなければならない。それは事に徹すると云うことである。[15]

ここでの自然は、すでに述べてきたように対象化された西欧での自然ではないのである。そのような認識からは到底つかみ取れないものである。そこには己を尽くす、ということが含まれていなくてはならない。それは行者、つまり私たちのはからいを徹底的に否定すること、人間を否定したところにむしろ自然、おのずからなるものを感じていけるという理解である。それには無限の努力が必要なのである。そしてⅣ章で九鬼周造の日本的性格を採り上げる際に検討を加えるが、この絶対の受動即絶対の能動という理解とその相互のダイナミズムは森田療法の基本的人間理解と介入法につながっていく。そして、ここでもやはり「自己否定」が重要な契機として語られている。そのような徹底的な自己否定があってはじめて、おのずからたらしめるものがあると西田は言う。

ここでは道元の只管打座をそのまま想起させられる。私たちの自由、自然とはただ得られるものでなく、そこには徹底した人間の否定、自己の否定が必要である。そこでは何が否定され、そしてそこから何が生まれてくるのかを、森田療法の立場から検討しなくてはならない。ここで否定されている自己とはどのような自己なのか、森田療法では自己の構造をどのようにとらえるのか、それは私たちの主体性、自由性（欲望と行為）とも深く関係し本書の主題でもあって、それが森田療法の治療論、介入法にそのままつながっていくのである。

Ⅲ　森田療法の基本的枠組み――自然と反自然

1　自然の現象学――森田療法における体験とは

自然を経験することとは

Ⅱ章で森田療法の基本的立脚点である自然論について、老荘思想、道元、親鸞の思想を中心に検討してきた。そこでは自己のあり方（自己論）が自然との関係で厳しく問われていることがわかった。

新福尚武は森田療法について、「本療法の本質をどこにおくのか、何が不可欠の要素で、何が可欠の要素かということは当時も明確にされることがなかったし、その後も問題にされることがあまりなかった」と述べ、「精神療法では「体験」がきわめて重要なものとなるが、どのような体験を本質とし、どういう方法でその体験を得るようにするのかも明確にされていない」と鋭く指摘した。さらに「自由とか自然とかの考え方について彼我の間〔著者注　西欧と東洋の間〕に根本的差違が認められること、しかし「みずからによるもの」とか「おのずからによるもの」という禅的自由観、自然観はこれからの精神療法でもっと深く広く検討しなくてはならない重要問題であると考えた」[1]と、現代における精神療法の最重要問題を提示した。

ここでは、森田療法の治療実践に引きつけた形で、新福の問い、森田療法における「体験」とはどのようなもので、それはどのように得られるのか、について検討する。この点について、森田自身も十分な答えを準備しているわけではない。序章で述べたように、森田療法が自然治癒力の信頼の上に成り立っている精神療法とするならば、新福の問いは次のように言い換えることができるだろう。体験は、自然と人間との関係において、すなわち、自己のあり方、自己の構造や欲望論、認識論そして行為論との関連から探求され、明らかにされなければならない。

この章では森田が展開した自然論を検討し、その体験の本質と、どのような方法でその体験を得るようにするのか、の基本的枠組みを示したい。

ここで述べる現象学は、西欧のいわゆる現象学の、その背後にある本質を探究するようなものではない。すでに述べたように、現象即実在論という認識法に立脚し、自然はどのように理解されるのか、さらに森田が説いてやまない心身の自然とはどのような体験、経験であるかを明らかにしながら、自己論の基礎を検討していく。

心身の流動性――生活世界との関係から

森田は私たちの意識、精神について「内界と外界の間に、相関的に絶えず流動しているもの、これが精神というものである」[2]と述べている。

私たちの考え、感情、行動――すなわち自己そのものといえるが――は、生活世界と密接に関連をもちながら流動し、変化していく。森田はその心身の流動性を感情の法則として取り出した。

ここで感情の法則を紹介しよう。森田の挙げる感情の事実の要約は以下のようなものである。

(1)感情は、そのままに放任し、あるいは自然発動のままに従えば、その経過は山形の曲線をなし、ついには消失する。
(2)感情は、その感覚になれるに従い、鋭さを失い、次第に感じなくなってくる。
(3)感情は、その刺激が継続して起きるときと、注意をそれに集中するときにますます強くなる。
(4)感情は、新しい経験によって、それを体得し、その反復によりそれを養成する。

つまり、感情のこのような法則を正確にクライアントに伝えることにより、不快な感情への対処が容易になる。高良武久はそれを、行動との対比において明確化した。[3] すなわち、人間の感情は自然なもので誰の責任でもなく、それはただ時に任せて放置するしかないという、自己の感情の事実に対する認知とその受容の重要性の指摘である。一方、人間の行動は相当分自分の意志で行えるという、実践的行動の勧めである。

そして、どのようにしたらこの感情の法則を感じ取り、自らのものとしていけるだろうか、が問われることになり、それが森田療法の介入の枠組みを提供する。それには次の四つの点が重要であることを指摘しておきたい。

(a)生活世界への直接経験の重要性。私たちは、生活世界に行動を通して直接ふれあい、そこで多様で豊かな感情や欲望を感じ、それが生活世界を意味づける。そのことが行動を多様で、変化に富んだものとする。ここで行動は、感情や欲望と別ものではなく、私たちが世界を感じ、知っていくための重要な手がかりとなり、それが経験といわれるものである。治療的介入とは、クライアントが直接行動的に生活世界に関わり、そこでの多様な感情的経験を通して事実を知ることができるように援助することである。

(b)感情の両面性を知ること、つまり事実を知ることとの重要性。森田は次のように述べる。

「苦楽共存」という言葉があるが、苦楽は「あざなえる縄の如し」ともいい、互いに関連して、取り離す事はできないものである。否それよりも苦楽は、同一事の両面の見方であるといったほうがよいと思う。例えば私が病気である。これは裏から見れば残念であり不幸である。しかるにこれを表から見れば、これでさえも古閑君の保護により、行き先の歓迎により、ともかくも目的を達する事ができる。こんな幸福がどこにあろうか。

遠くへ旅行する。長い日数がかかる。裏から見れば、困難・危険・苦痛である。同時にこれを表から見れば、突破・成功・喜び・楽しみである。[4]

私たちの経験における感情は、常に対となり、両面からなっている。苦があるから楽があり、苦の中にこそ楽があるのである。この事実を知ることは重要である。私たちが苦悩の経験をするときに、ついつい楽を求め、苦を取り除こうとして悪戦苦闘し、結果として苦を強めてしまうのである。

(c)「苦」からまず経験することの重要性が挙げられる。「苦」を「苦」として経験しないと、残念ながら「楽」は「楽」として経験できないのである。この順番を逆にしよう、「苦」はあってはならない(「べき」思考)と決めつけ、それをコントロールしようとすることが、私たちの苦悩の源泉であることは強調してきた。

(d)その苦痛に感情を「引き受けること」「待つこと」への治療的介入の重要性。クライアントは「引き受けられない人」「待てない人」である。多様な感情を受け止め、引き受けられないとそれを排除し、あるいはそこを回避し、結果として自然な感情の流動性が失われ、その豊かさ、豊穣さを失ってしまう。それが「とらわれ」という現象である。

生命論との関係から

分子生物学者の福岡伸一は、最近の分子生物学の動向を踏まえて、生命現象を動的平衡の概念を使って説明している。一九四一年に自らの命を絶ったシェーンハイマーの考え方を援用しながら、彼は次のように述べる。

生命とは動的平衡にある流れである……可変的でありながらサスティナブル（永続的）なシステムである。……

つまり私たちの生命を構成している分子は、プラモデルのような静的なパーツでなく、例外なく絶え間ない分解と再構成のダイナミズムのなかにある。……

サスティナブルは、動きながら常に分解と再生を繰り返し、自分を作り替えている。それゆえに環境の変化に適応でき、また自分の傷を癒すこともできる。……環境にあるすべての分子は私たち生命体の中を通り抜け、また環境に戻る大循環の流れの中にあり、どの局面をとっても、そこには平衡を保ったネットワークが存在していると考えられるからである。平衡状態にあるネットワークの一部分を切り取って他の部分と入れ替えたり、局所的な加速を行うことは、一見効率を高めているかのように見えて、結局は平衡系に負荷を与え、流れを乱すことに帰結する。

そして、遺伝子組み換え、臓器移植、クローン羊などを例に挙げて、さらに次のように述べる。

こうした数々の事例は、バイオテクノロジーの過渡期性を意味しているのではなく、動的な平衡系としての生命を機械論的に操作するという営為の不可能性を証明しているように、私には思えてならない。[5]

福岡の考えを詳しく紹介したのは、森田療法における自然論と密接な関係があるからである。ここで述べられている生命体とは、生活世界と深く関連しながら、ダイナミックに変化しながら、かつ平衡状態を保っている。つまり動的平衡とはここで挙げた心身の流動性であり、そこでのダイナミズムは消滅と生成から成り立っている。それは、ここまで述べてきた心身の自然現象そのものであるともいえる。そこでは内的自然と生命体のあり方はそのまま重なっている。生命体とは内的自然そのものであり、私たちの心身の自然な存在とは、この生命体の現れそのものとも考えられよう。心身自然一元論とは心身生命一元論ともいえる。

ここから見えてくる生命体のあり方で重要なことは、この平衡状態にあるネットワークの一部を切り取り、入れ替え、あるいは局所的な加速を行っても、結局はその平衡系の流れを乱すことになる、という指摘である。それはこれまで批判的に紹介してきた認知行動療法において、認知のみを取り出し、その修正に焦点を絞るということ、あるいは脳機能の一部に機能不全を見いだし、それを原因として薬物療法で変化させよう、あるいは補おうとする試みに対する疑問でもある。そのような人間理解はきわめて明快であるが、行きすぎると機械的ともなり、反自然ともなり、むしろ長期的には生命体のもつ回復能力を損なってしまうのではないか、という疑問すら生じてくる。

このような検討から、自然の現象とは流動すること、変化することであり、それは生命現象そのものの現れであることがわかった。その基本的ダイナミズムは、消滅と生成、すなわち死と生、恐怖と欲望、苦と楽など相反するものが分かちがたく結びつき、福岡によれば動的平衡を形成していると考えられる。

これら心身の自然現象をありのままに経験することが森田療法の治療目標であり、それには自然（生命現象）と自己との関連が問われなければならない。

2　自己論と自然

自己のあり方と自然の関係

森田は『神経質の本態及療法』[2]で次のように自らの精神療法の特徴を述べる。

本療法の実質は、心身の自然療法であって、これをまた体験療法とも見ることができる……患者の実証、体得によって、自然に服従することを会得させようとするものであって、根本的の自然療法である。

われわれの身体及び精神の活動は、自然の現象である。人為によりて、これを左右することは出来ない。

……人為的の工夫によって、随意に自己を支配しようとすることは、思うままにサイコロの目を出し、鴨川の水を上に押し流そうとするようなものである。思う通りにならないで、いたずらに煩悶を増し、力及ばないで、いたずらに苦痛にたえなくなるのは当然のことである。それなら自然とは何であるか。夏暑くて、冬の寒いのは自然である。暑さを感じないようにしたい。寒いと思わないようになりたいというのは、人為的であって、そのあるがままに服従し、これにたえるのが自然である。

森田にとっての事実とは自然の現象そのもので、治療の着眼点は、自然（事実）に服従し、ありのままに受け入れること、自然（事実）そのものを体験することである。それが事実を知ることである。この発想は、私たちの葛藤のあり方を「人為」と「自然（事実）」の相克に見いだしていくことになる。私たち人間が、自然である心身の活動を自分の思うように支配しようとし、それが苦悩を作るという。これが反自然的なあり方で、「鴨川の水を上に押し流そうとするような」不可能なことに取り組むようなものである。そこには人間の思い上がり、肥大した自己への鋭い批判も含まれている。

この精神療法は、自然対反自然という枠組みに基づいて組み立てられている。そこでは人為と自然の関係、つまり自己と自然の関係が問われているのである。ここで語られる自己と自然の関係は、西欧のそれと大きく違っている。木村敏が指摘するように、西欧では、自己は「内面性」として内部に位置づけられ、これに対して自然は「外部にあるもの」である。[6]つまり西欧での自然は、対象化され、分析される対象となる。そして内面性として位置づけられる自己あるいは精神は、人間独自の動きをもつと考えられている。それがフロイトの創始した精神分析の、そして西欧の精神療法の枠組みとなっている。それに対して東洋では、そして森田療法では自然は決して外部にあるものではなく、万象の根源的なエレメントであり、「外部」に位置づけられるものではない。ここでは内的自然と自己のあり方が問題となるのである。

心身自然一元論と自己の構造

では、自然な身体や精神の活動はどのように知ることができるであろうか。

「精神の研究は、必ずこれを外界と自我との相対の間に求め、その変化流動の内に研《きわ》めなければならない。[2]」

私たちの心身の自然な活動は、生活世界と自己（自我）との関係から知ることができるとする。私たちが生活世界に関わるときに、心身の自然な反応（経験）が起こり、それを人為によって支配することができないとする。その心身の自然な反応とはどのようなものであろうか。

「私の神経質に対する精神療法の着眼点は、むしろ感情の上にあって、論理、意識などに重きを置かないものであるから、さらに感情のことについて、少し説明を加えておかなければならない。[2]」

つまり、私たちのその時々の心身の自然な反応の中心的なものは感情であり、その感情体験とどのように関わるか、について精神療法の着眼点があるのである。そして反自然のもの、あるいはそのようなあり方に陥りやすいものとして、論理、意識を挙げている。つまり徹底した自然論に基づいた精神療法であり、そこでは常に「かくあるべし」と私たちを縛っている思考のあり方（「べき」思考）を問うのである。そこでの心身の関係はどのようなものだろうか。森田は心身の関係について次のように述べる。

「精神療法ということを知るには、まず身体と精神の関係について知らなくてはならない。……余などの採る説は、心身同一論であって、心身は単に同一物の両方面である。ただこの表裏の見方を異にするまでのことだと云うのである。」

つまり、生活世界との関わりから生じる心身の反応とは、精神的なものと身体なものを含んでおり、しかもそれらは分かちがたく結びついている。さらに森田は心身の関係について、次のように述べる。

「……精神とは、われわれの生活活動そのものであって、この活動を除いてわれわれは認むべき何物をも持たない。われわれが笑い、顔を赤くし、物をいい、手足を動かす。これら活動というものを除いて、われわれは精神というものを知らない。……われわれが実際に取り扱うものは、……この変化現象そのものを取り扱うのである。……精神ということについても同様で、われわれが直接に認識し、かつ実際に取り扱うものは、われわれ身体の生活機能の変化現象そのものであって、仮説の霊魂ではない。……われわれの精神も生活活動の過程の中に存するのである。」[7]

自然論に基づいた自己のあり方とは、次のような特徴をもつ。

⑴生活世界との関わりから生じる心身の反応やその活動を通してのみ、私たちの自己のあり方を知ることができる。そしてその活動を通して、世界、現実を知り、経験することができる。

⑵それらの反応や活動の中心は感情体験であり、それは自然なものである。

⑶この精神療法は、感情体験とそこへの関わりに焦点を合わせていく。

⑷肥大し、硬直した論理、意識、思想（「べき」思考）のあり方は反自然的で、私たちの苦悩を作り出す。

⑸心と身体、そして内的自然は同じものの異なった表現形であり、それらは一体のものである。それを心身自然一元論と呼んでおく。


ここから導き出される自己の構造として、精神（意識）、身体、そして内的自然が含まれる。森田療法の介入法の基本的枠組みは、(a)心身の反応（身体、内的自然に近い経験）をそのまま、受け入れ、直接それを経験することを援助する、(b)そのためには、自己意識、なかでも「べき」思考への介入を必要とする、(c)生活世界への直接的関わり、すなわち行動への介入も同時に行う、ということになる。

それらについては、さらに詳しく、「Ⅳ　自己論――自然との関係から」で検討する。

3　欲望論

相即・対性――欲望と恐怖の関係から

では、この流動する経験とは、さらにどのような力動をもつのであろうか。森田は私たちの心に、自然な働きで最も重要な力動として拮抗作用を挙げた。森田の説明は次のようなものである。

私たちの精神活動には、拮抗作用とか相対作用、調節作用とも名づけることのできる現象がある。……いま、精神の拮抗作用とは、たとえば私たちが恐怖を起こせば、常に一方には、これを恐れまいとする反対の心が起こり、称賛を受けては、必ずうしろめたい感情が湧き、富にいて貧を思い、物を買おうと思って、そのむだなことを反省するなどの、いわゆる反対観念、さらに玄関を出るにもうしろをかえりみ、釘を打つにもその力を加減するなどの抑制意志など、みんな私たち精神の自然現象である。筋肉でも精神でも、この拮抗作用は、いちいち私たちの随意に支配されるべきものではない。[2]

森田は人間の心身の現象を欲望論、すなわち「生の欲望」と「死の恐怖」という二つの対立する事象の拮抗、あるいは抗争から理解しようとした。この欲望論は、常に恐怖を内在し、一方が存在しなければ他方は存在し得ない関係にある。それらは現象的にしばしば相反し、時に抗争する関係である。これが森田療法の欲望論の本質的特徴となる。

森田はそれらの関係について、次のように述べる。

われわれの最も根本的の恐怖は、死の恐怖であって、それは表から見れば、生きたいという欲望であります。これがいわゆる命あっての物種であって、さらにその上に、われわれはよりよく生きたい、人に軽蔑されたくない、偉い人になりたい、とかいう向上欲に発展して、非常に複雑極まりなきわれわれの欲望になるのである。[8]

つまり恐怖の背後に生きたいという欲望があり、そこには命あって……のという生命的レベルから、よりよく生きたい、偉くなりたいという社会文化的レベルまで含まれていることがわかる。[9]しかしここで重要なことは、欲望と恐怖のダイナミズムである。

藤田千尋は、「生の欲望と死の恐怖」、「精神と身体」、「知性と感情」など、相対性ないし相補性として理解されるものが多いと指摘し、その二者対立が症状の異化作用、排除の意識を作るとする。そして治療技法には、この二者対立的な観点を本来の「対性」の関係として一つに結ぶ意識（態度変更）へと導く工夫が必要となる、と指摘する。[10]

それにはどのような変化が必要なのだろうか。ここでは症状の異化作用というレベルのみならず、欲望のあり方、構造そのものが問われなくてはならないだろう。

この世界観には中国の陰陽の思想と相通ずるところがある。そこには⑴万物の生成論、⑵変化の法則、⑶二種にカテゴライズするといった基本的性格があり、「事物は常に相反する一対の要素を内包している、あるいは対立する両面の相互依存ないし統一調和によって成り立っている」と考える。すなわち対の思想と呼ばれるものであって、陰陽説はいわゆる二元論でなく、「一元気の発動態としての二気であって、お互いに助け合い、補いあって万象を形成していく」[11]のである。

この対立しているように見えるが、実は一体不離である関係を今後、相即・対性と呼ぶことにする。仏教辞典によれば相即とは「対立するように見える二つの事象・事物が実は一体不離であること。華厳経学の縁起思想では相即相入という」。

森田療法における欲望論では、二つの相反すること、象徴的に言えば死と生、死滅と再生が対となっており、それらは生活世界の直接的経験と連動しながら、流動し、変化している。この相即・対性の力動と心身の流動性とは深く結びついている。

これが森田療法の欲望論の理解であり、それをありのままに経験することが森田療法の治療目標となるのであるが、反自然的な欲望のあり方とはどのようなものであろうか。それが私たちの苦悩を作り、それを固着させることにもなるのであり、つまり「とらわれ」のもとになる欲望のあり方である。欲望にも二つのあり方があり、本来のあり方はそれをそのまま経験し、発揮するものであり、他方では、とらわれに奉仕してしまい、空回りしているようなあり方である。

欲望の矛盾——思想の矛盾との関係から

では、この反自然的なあり方とはどのようなものか。すでに前著『我執の病理』で検討したが、ここで簡単に述べてみる。

原始仏教では、私たちの苦しみとは「自己の欲するがままにならないこと」、「自己の希望に副わぬこと」と理解する。つまり、私たちがとらわれていて、自由にならざる境地にあることを意味する。すべてのものが無常である（自然である）のに、私たちは事物をすべてわがものであると考え、執着している（反自然なあり方）。それゆえ、苦しむのである。この人間の苦悩に対する理解は、ほぼ森田療法にも共通するものである。これを私は我執と捉え、そこに現代人の肥大した自己意識を見て取り、その解決を目指すのが森田療法であるとした[12]。

ここで理解される事実とは、次のようなものである。私たちの身体は老い、病をもち、そして死へと変化し、無常である。絶対と思っているこの世のものは、すべて移り変わるのである。それはこのようにも言えるだろう。老いと病と死があるからこそ、私たちはその時々を生き、現実に即した実践が可能である。しかし現代のような欲望が肥大した時代ではそれがいかに困難か、言うまでもないであろう。その苦悩を解決するには、それを満たし、その欠損を埋めるのでなく、異なった発想が必要な時代になったと私は考えている。

では、原始仏教でつかんだ人間の苦悩を、森田療法ではどのように理解するのであろうか。それは当然のことながら、自然‐反自然という軸から理解していく。

森田は自ら創始した療法の原理として思想の矛盾の打破を挙げ、まず思想の矛盾を「かくありたい、かくあらねばならぬと思想する事と、事実即ちこの想像する結果とは反対となり、矛盾することに対して、余が仮に名付けたものである」とした。「主観と客観、感情と知識、理解と体得とはしばしば甚だ矛盾、撞着することがある」という。そして「『悟り』とはこの迷誤を打破し、外界と自我、客観と主観、感情と知識などが相一致し、事実そのままになり、言説を離れて、両者の別を自覚しないところにあるのではないかと思うのである」[2]と述べる。

すなわち、観念（思考）で現実、心身の内的自然を「かくあるべし」と決めつけ、自分自身を縛っているあり方は虚偽であり、あるがままの現実、心身のあり方を事実として知り、それを受け入れていないのだ、と鋭く看破する。そしてこの観念、思考と現実、内的自然、身体、などとの抗争こそが、私たちの苦悩の源泉であるとした。

ここでの観念、思考のあり方とは、言語を媒介とした思想（ものの考え方）で自分の「思うがまま」に支配しようとする世界への関係の仕方、または自己愛的、強迫的なあり方である。

それは、(1)自己と世界を「われの所有である」と考えること、(2)それに基づいて組み立てられた論理（「かくあるべし」と自分や他者に要求する自己中心的な考え方）、(3)肥大化した自己意識（自己意識の過剰）、(4)言語によって裏付けられた差別化し、物事を区別していくような論理の優位と身体、内的自然（あるいは感情）の劣位（頭でっかちで自分中心に組み立てられた考えや行動のパターン）、などで特徴づけられる[12]。

こうした思考のあり方を本書では「べき」思考と呼ぶ。そしてこの思考に特徴づけられた自己のあり方を「理想の自己」（かくあるべし自己）、私たちの身体、感情、欲望などの自然なものを担う自己を「現実の自己」とし、そこでの葛藤、抗争を森田療法の基本的葛藤の様式として理解する。「理想の自己」が反自然的な自己のあり方となると、「現実の自己」を受け容れられず、葛藤し、苦悩する。

あるいはこのように言える。欲望は恐怖を内包し、それ自体分かちがたいものだが、その恐怖をあってはならないと決めつけ、なくそうとすること自体が、欲望の自己矛盾である。あるいは欲望がここでいう「べき」思考の奉仕者になってしまい、空回りして、苦悩している事態であるともいえる。そのような欲望、すなわち自己のあり方を私は「我執の病理」[12]と呼んだのである。

これが森田のいう「思想の矛盾」で、反自然的な自己のあり方である。これらについては、「V 自己の構造ととらわれ」で検討を加えていく。そして森田療法では欲望論からは、恐怖に執着しているような欲望のあり方を修正し、本来の欲望と恐怖のあり方をそのまま経験するように介入していく。その焦点は、ここで述べたような反自然的な自己意識を相対化、無力化するとともに、自然な行動、行為（行為論）への介入を必要とする。森田療法の介入法はそこにぴたりと焦点を合わせていく。では自然な行動、行為とはどのようなものであろうか。次に森田療法における行為論を見ていくことにしよう。

4　行為論——無所住心とアフォーダンス

無所住心

森田は精神活動について、次のように述べる。

「われわれの精神活動の進行は、自然に、また本能的に、自己保存に適応するような方向に流転しているものである。たとえば水が低きについて、谷の水が、くぐったり、曲ったり、岩にくだけたり、淵にたたえて、ついに海に達するようなものである。」

これは森田が禅の言葉「無所住心」として好んで描写したもので、禅の境地と軌を一にする。森田は言う。

「われわれの健康な注意作用について考えると、禅に「まさに無所住にして、その心を生ずべし」という言葉がある。無所住心とは、われわれの注意がある一点に固着、集注することなく、しかも全精神が常に活動して、注意の緊張があまねくゆきわたっている状態であろう。……この身体の姿勢と心の態度とは、心身の不安定の状況にあるものである。したがってそのために、精神は全般に緊張して外界の変化に応じ、注意が自由自在に活動することのできる状態である。」[2]

むしろ不安定の状態にあるからこそ、注意があまねく生活世界に行き届くという。つまり私たちの心とは常に生活世界と密接に連動しながら、その時々の自然な動きを生み、行動を選択している。私たちは悩むとむしろ安定的、恒常的な心のあり方を望むものである。その結果として、おのずからも つ健康な注意作用(無所住心)を失ってしまうのである。

では、森田が好んで述べる森田療法の行動のあり方、生活世界への関わり方である「無所住心」、「物の性を尽くす」、「感じから出発する」とはどのようなことなのであろうか。これらの行動は自己意識、認識あるいは思考という枠組みでは理解できないと思われる。そこでは意識、合理的思考から導き出される行動とは異なるものが想定される。つまり私たちの自在で自由な動きは、対象や状況の認識→それに対する評価→行動の選択という枠組みでは理解はできない。

この点に関して、最近展開されている新しい認知理論＝アフォーダンスの考え方は行動について異なる理解をもたらす。それは森田のいう無所住心、感じから出発する、初一念など、類似した行動と知覚のあり方を説明している。

アフォーダンス理論

アフォード(afford)は「〜ができる、〜を与える」などの意味をもつ動詞であるが、英語にアフォーダンス(affordance)という名詞はない。この理論の創始者であるアメリカの心理学者ジェームズ・ギブソンの造語である。ギブソンはエコロジカル・サイコロジー(生態心理学)の提唱者で、西欧のこれまでの伝統的な心理学に対する鋭い批判者でもある。
アフォーダンスについて、日本にその概念を導入し、精力的にその実証に取り組んでいる佐々木正人の著書に即して説明していこう。

私たちは、光や音や力の振動から情報を獲得している。……アフォーダンスはミクロな受容器ではなく、環境と持続して接触する、マクロに組織化された身体によって知覚されている。……ギブソンは、この知覚のための身体の行動、知覚のために組織化される身体を「知覚システム」と名づけた。……『知覚システムとしての感覚』の中でギブソンは、感覚器を、それが受動的で動かないことを意味する「受容器」という呼び方に対して、あえて動くことを強調して、「器官」と呼ぶことを提案している……器官と考えると、感覚器は求心性と遠心性の両方の神経束をもつこととなる。……その違いに注目すると、器官は何層にも及ぶシステムをなしている。

ここでは「刺激→反応」という単純な知覚の理解からのパラダイム転換が行われている。アフォーダンスは別な表現の仕方をすると——

「環境が動物に提供するもの、用意したり備えたりするもの」であり、それはぼくらを取り囲んでいるところに潜んでいる意味である。ぼくら動物の行動の「リソース（資源）」になることである。
動物の行動はアフォーダンスを利用することで可能となり、アフォーダンスを利用することで深化してきた。[13]

このリソース（資源）は自然が無限の多様性、可能性、非予測性をもつように、無限で、多様で、かつ私たちの認知、思考、あるいは意識の及ぶ範囲をはるかに超えている。そして何よりも私たち生命をもつ存在以前に存在したものであり、私たち自身とその周囲の世界は、ギブソンの言う知覚システムと行動を通じて分かちがたく関係している。私たちはその環境に準備されたリソースに導かれて行動し、その行動が新たなリソースの認識、意味づけを可能にし、それがまた新たな行動へと結びついていく。そこでは自己、身体が環境と一体となり、それらの行動を作り上げるとも理解される。

ギブソンは、脊椎動物は「基礎的定位づけシステム」（大地と身体との関係を知覚するためのシステム）、「聴くシステム」、「触るシステム」、「味わい‐嗅ぐシステム」、「視るシステム」の五種類からなっていると言う。そして佐々木によれば、「知覚システムにとって「学習」とは、環境に多様に存在する情報を特定できるように、システムの動作を不断に豊かにしていく過程、システムの「分化」の過程なのである。」

佐々木はさらに続けてこう述べる。私たちは「感覚されたものが脳で処理されて運動を制御する」という説明図式に馴れ親しんでいる。しかしそれでは、卓球選手のスマッシュとその修正のスピードを説明できないとする。視覚を利用して自分の手の動きをフィードバックして修正できるほど、神経系の伝達速度は速くないからである。このような現象は、運動系の協調がより大きな「知覚と運動の協応システム」に埋め込まれていると考えると理解できる。運動系は、身体の内部に閉じて組織化しているのではなく、環境の中の情報とも協応の関係を結び、知覚情報をそのシステムの一部としている。

世界からの刺激を処理して中枢が「意味」をつくると考える「情報処理理論」にたいして、彼は世界にある意味をそのまま利用する自分の知覚モデルを「情報ピックアップ（抽出）」理論とよんだ。彼はぼくらが世界を「直接知覚（ダイレクト・パーセプション）」していると言った。世界はそのまま意味になることがある。知覚とはそれを探す活動なのである。

……身体は持続して環境とかかわることではじめてそこにある情報にふれることができる。ギブソンはこのように知覚のシステムと情報が持続して接触することを「認識（コグニション）」とよんだ。認識は環境と生きものとの接点で起こってくるのである。……あるのは世界の「地図」でなく、世界との関係を調整する働きの一部なのである。[14]

ここでは今までの伝統的な認知、広い意味での意識とは異なった行為論が展開されている。身体的行動という変化、動きと知覚システムが相まって世界に関わり、世界を認識し、そこからまた新たな身体的行動が引き起こされるのである。

そこでは「行動を作り出している情報が行動をコントロールしている」のである。つまり水中にダイビングし、魚をとるカツオドリの翼のたたみ具合や助走中のジャンパーの地面をたたく脚の力の微妙な変化が光学的変化を引き起こし、それが翼たたみや踏み切りという行動の転換を可能としている。

そして「行動を正誤ではっきり峻別できるのは、行動が人間のつくりだした人工のカテゴリーを識別しているだけであり、この二分法は知覚のカテゴリーには当てはまらない。行動には正答も誤りもない」のである。

アフォーダンスと無心であること

これは森田がいう初一念、あるいは無所住心の説明とほぼ重なっていく。

われわれの心は、少し注意して、深く観察すると、自然の本能は、驚くべき微妙さをもって、周囲に適応して反応している。しかしそれは、一般に気がつかない。求道の人は、この微妙の心をとらえ、見つけようと努力しているので、時々「さてはこの調子だ」とか「この気合い・心境だ」と気がつく事がある。これを禅の方で「初一念」と名付けてある。[15]

精神が四方八方全般に働いて、しかも現在の仕事の最も適切にできる状態を、「無所住心」というかと思います。これがいわゆる「悟り」でありましょう。……「悟り」の境涯は、すべての行動が、自由自在で、最も適切に働く時の状態であるが、他の方面からみれば、われわれの本能とか、自然良能とかいうものは、ほとんど不可思議的に、適切なる働きをするものである。出し抜けに目の前に石が飛んでくる。パッと身をかわす。小さなごみにも、知らぬ間に、目を瞬いて、目に物を入れない。悟りの働きは、このような微妙さの発揮されたものである。[16]

本当の大悟徹底は、恐るべきを恐れ、逃げるべきを逃げ、落ち着くべきを落ち着くので、臨機応変ピッタリと人生に適応し・あてはまって行くのをいい、人間そのものになりきった有様をいうのである。心悸亢進でも、梅毒恐怖でも、当然恐るべきを恐れ、注意し用心すべきをするのが、「事実唯真」である。恐るべきを恐れてならないというのを「思想の矛盾」といい、悪知といい、それは決して人間の心情の事実ではないのである。[17]

一度自覚ができた時は、初めてわれわれは、自分を主義や型にあてはめる事は、全く不可能であるという事が、明らかにわかり、クラゲの生活のように、自然のままにある時は、大安楽であるという事がわかる。それで私の「自然に服従し、境遇に柔順なれ」と文句ができる。それは例えば、いま私が腹がへった、それを「苦しいと感じ、食べたいと思ってはならぬ」といわずに、その感じ考えのままに従っているのを、「自然に服従」といい、しかし、いま私は腹を悪くしているから、食べ過ぎてはならぬと、その通りに我慢している事を、「境遇に柔順」というのである。これが感じと理知との自然の状態であって、最も安易な心の態度であるという事を、体験によって、豁然と大悟する事があるのである。[18]

森田の行為論は「自然に服従し、環境に従順なれ」から始まる。そして、自分を型や主義に当てはめず、クラゲのように環境に対して自然のままの自在な行動の重要性を指摘する。それは「恐れるべきを恐れ、逃げるべきを逃げ」という生活世界と密接に関連した行動であり、それ自体は思考、認識から行動を規定するのでもなく、刺激に対する反応として行動を理解するわけでもない。

アフォーダンス理論に基づいた行為論は、ギブソンのいう知覚システムにより直接行動を通して世界を知覚し、それによって情報をピックアップし、それが行動を修正し、そこからまた世界を知覚し、それがまた行動の修正につながっていく。これは無所住心、感じから出発するという森田の行為論とそのまま重なっていく。

森田のいう「初一念」、「無所住心」は自然な私たちの本能、無意識（身体、内的自然なレベル）がいかに環境と密接な関係をもって、驚くべき微妙さをもって、そこに適応しているかを示している。

また、これは森田が強調する「純なる心」とほぼ重なる行為論である。

また何か人の物を壊したりなどした時に、私が「過ちて皿を割り、驚きてこれをつぎ合わして見る、これ純なる心なり」といっているように、「アア惜しい事をした、なんとかならないだろうか」という風であれば、「物そのものになる」のであるが、「アアしくじった、あの人に怒られはしないか」といえば、自他の区別がはなはだしくて、壊れたものは平気で、ただ自分さえ罪を逃るればいいという風である。物そのものになる時に、初めてすべてが我物になり、何事も円滑に平和に収まるようになるのである。[19]

この「純な心」を、近藤喬一は「反省意識を含まない直接の経験[20]」、内村英幸は「原感覚的に感じる心」[21]と呼んだ。反省意識を含まない原感覚的な経験、あるいは心の動きである。つまり人為、自己意識、合理的思考、認識を経ない、あるいはそれらの介在しない直接的な行為論が森田療法の重要な点である。そして、それは肥大した自己意識（「べき」思考）が修正され、直接世界を経験し、世界にそのまま入り込むことであり、菊地真理がいう「世界と自分がつながる瞬間」[22]でもある。

森田の直感でつかんだ行為論には、このような知覚システムとアフォーダンスとの関連から光を当て、解き明かされる可能性が見て取れよう。ここに西欧で生まれた生態心理学（アフォーダンス）と森田療法が新たに出会い、森田療法の治療論を深めていける可能性を見いだすことができよう。

ここでは自己意識あるいは思考をいかに修正し、素直で純な心の動きに乗って行動できるか、が問われてくるのである。これがそのまま森田療法の介入法となる。

5　森田療法の治療原理——自然論の枠組みから

森田療法で目指すこと

この理解が森田の治療観であり、森田の世界観、そして森田療法における事実を示している。森田自身がそのダイナミズムを十分説明、整理していないが、それは次のように解釈することが可能である。

私たちの経験、すべての事象、世界、自然は常に相反する二面をもち、その事実をそのまま経験するように援助し、介入する精神療法である。そして私たちの苦悩を自然と反自然という枠組みから問い直す作業を行う。そこで挙げられている反自然とは思想の矛盾であり、その解決には相反する二面の一致、調和が得られるように思考のあり方への介入を行う。

相反する二面が、本来の相即・対性を取り戻すような治療的介入は、クライアントが生活世界に直接関与し、そこでの死の恐怖と生の欲望のダイナミズムをそのままに経験するのを援助することでもある。

この流動性が失われ、恐怖、苦悩にそのまま固定してしまった事態が、一般にクライアントが症状と呼ぶものにほかならない。森田療法の介入法とは、苦悩を取り除くことではなく、失われた流動性を取り戻し、恐怖と欲望、喪失と生成、分解と再生の関係の結び直しを行い、その本来の関係に戻す作業である。それが、自然治癒というプロセスにそのまま軌道修正する作業にもなる。

森田療法のメタサイコロジーと治療原理

このような検討から、森田療法の治療原理は以下のような枠組みとなる。

第一の原則として心身自然一元論を挙げる。この精神療法は自然論に基づいており、身体、精神は私たちの内的自然と分かちがたく連動している。そして、生活世界との関わりから生じる心身の反応と活動は本来自然なものである、と理解する。

また、この心身自然一元論は森田療法における自己論を展開する基盤となり、この精神療法の介入法を位置づけるものとなる。このように私たちの経験を一貫して自然に還元する認識方法を藍沢鎮雄は自然存在論的還元と呼んだ[23]。森田療法はこの枠組みから組み立てられている。

第二の原則は、欲望論から引き出される。世界との関わりにおいて、その恐怖と欲望のダイナミックな関係を知り、経験することである。それらは同じものの裏表であり、私たちは行動を通して直接生活世界に関わり、そこでの恐怖と欲望の相即・対性の経験からその生活世界を知ることができ、また生き生きと経験できる。

第三の原則は、Ⅴ章で述べるが、否定（即非）の論理に基づく認識論である。心身の反応がいかに不快なもの、象徴的には死の恐怖として代表されるものであっても、森田のいうその人の素質（ヒポコンドリー性基調、あるいはパーソナリティ）に規定された反応である。それはその人にとってどうしようもないもの、自然なものである。私たちが生活世界を生き生きと経験するには、暑いものは暑い、苦痛なものは苦痛、怖いものは怖いとありのままに感じ取っていくことが必要になる。人生における生老病死の苦悩に満ちた経験が自然なものとするならば、それをありのままに受け入れていくことが自然服従であり、治療者がクライアントとともに取り組む治療のテーマである。それを「受容の促進」と呼んでおく。

第四の原則として、行為論が挙げられる。人生における苦の「受容」は単に忍従ではない。それとほぼ同時的に、心身の自然な発動である生の欲望（生きる欲望）を私たちは感じることができるのである。その生の欲望を生活世界の活動に結びつけていく介入が治療上重要となる。すなわち、自然な心身の活動を生活世界で発揮できるようにすることであり、それが森田療法の行為論であり、治療者がクライアントと共に取り組む治療のテーマである。それを「行動の変容」と呼ぶ。

ここまでの自然論に基づく自己論、欲望論（世界をいかに経験するか）、認識論（否定の論理、自己と世界をいかに認識するか）、行為論（世界にいかに関わるのか）が森田療法の基本的枠組みであり、いわば森田療法のメタサイコロジーと呼べるものであろう。

最後に森田療法の介入の原則として、対性を挙げる。治療的介入は必ず、「受容の促進」と「行動の変容」の対として行われ、そこからクライアントの変化をもたらすように援助する。クライアントの経験に対しても、恐怖と欲望の相即・対性に焦点を合わせて介入する。

さて、ここまでの検討から、森田療法の基本的特徴をまとめておく。森田が言わんとしていることは、苦悩、さらには自分自身を対象化し、それを操作の対象としようとする西欧の精神療法から見るとパラダイム転換である。それは人間中心主義から自然中心主義への転換と言える。森田は自らの精神療法を心身の自然療法、体験療法、自覚療法などと呼んだ。

Ⅳ　自己論――自然との関係から

1　自己と自然

自己と自然

「自然《じねん》」とは親鸞によれば、「自ずから」「然らしむ」（そうさせる）という意味をもつ。[1]さらに古語辞典には、自然とは「(1)おのずからであること、(2)（人力で左右できない事態を表して）万一であること、不慮のこと」とあり、自然とはおのずからなるもので、人の力では左右できない事態であることがわかる。

「おのずから」は「自ずから」と表記するように、その意味はもっぱら「自」の文字に託される。[2]漢和辞典には、「自」という漢字の意味として、「(1)みずから、自分で、(2)おのずから、ひとりでに、(3)おのずから、もともとから、(4)より、場所や時の起点を示す言葉」などが挙げられている。

木村敏や竹内整一[3]が指摘するように、日本語では「おのずから」と「みずから」は、同じような「自（か）ら」である。「みずから」は、人為によって行われる能動的行動であり、「おのずから」は人為が加わらずひとりでになるものであり、それらは一見すると正反対の現象である。それはこれまで検討してきた点からいえば自己と自然との関係であり、その自然とは、私たちの存在を支える内的自然、生命（いのち）である。つまり日本文化において「みずから」と「おのずから」、あるいは自己と自然は別事でない、根本においては同一の事柄であると理解されてきた。「自」は「もともとから」や「場所や時の起点を示す言葉」であり、同一の自己発生的事態をこちら側の動きとして感じるか向こう側の働きとして感じるかによって、「みずから」と「おのずから」と言い分けられるのである。

さらに「みづから（みずから）」は「身つから」の意であり、「身」は「(1)からだ、(2)み、みずから（みづから）、(3)みづからする、自分でする、(4)み、木の幹、刀の中身など、物の中心やなかみ」などの意味をもつ。つまりここで検討しようとしている身体であり、自己であり、それを基盤にした動き、行動であり、かつ物事の中心でもあるのである。

ここでは「身」を市川浩に倣って、「それ自身、自然の一部でありながら、動的均衡を保ちつつ自己組織化する固有のシステムとして自然のうちに生起する。……自己組織化はたえまない〈外〉との相互作用のなかで、初めて可能となる」と理解する。[4]

「おのずから」と「みずから」の関係

では、「おのずから」と「みずから」はどのような関係にあるだろうか。

相良亨は、親鸞を引用して次のように述べる。

自然に徹することは無私純粋に徹することである。……それは、おかれた状況に無私自然に徹する時に、その状況に自然にして当然な「みずから」の生き方が見いだされてくるというものである。……親鸞はこのもっとも厳しい問いかけをした思想家の一人である。彼は人間の業をみつめ自力による信を不可能として「たまわりたる信心」を説いた。自然（じねん）から疎外された悪行ふかい己れをみつめ、自然に己れをみることの至難さを痛切に問題としていたといえよう。

……ところで親鸞の業の問題は、明治以降近代的な自己意識が芽生え始めると新しい様相をもって台頭してきた。夏目漱石が「則天去私」を標榜したことは、伝えられて周知のところであるが、天を自然におきかえることが許されよう。問題は、容易に捨て去りえざる「私」を意識し始めた人々である[5]。

漱石はその人生や文学の根底に一貫して自然（あるいは天）という概念をおいた作家であると、竹内は指摘する。そして漱石の苦闘——竹内はそれを狂気じみた戦いと表現したが——は、「自然（天）と現実（論理・共同体）、自然（則天去私）と自己（自己本位）のそれぞれを安易に一つに重ねもしなければ、またまったく別のこととも考えないところに、つまり、その微妙にせめぎ合い、「あわい」において展開されたもので、そこにこそ、漱石の豊かな文学世界がある」とする。

では、このような「おのずから」と「みずから」のせめぎ合い、あわいとはどのようなダイナミズムであろうか。

竹内は、「おのずから」を「みずから」に生きようとする人間の主体的・能動的営みには、「みずから」の相対有限なることとの認知が不可欠である、という。何らかの自己否定・自己限定を介する以外

「おのずから」は感知されず、逆に「おのずから」に触れえないかぎり、そうした否定、自己限定もなしえない、と述べる。

私たちが主体的、能動的に生きるにはその内的自然（おのずからなるもの）に触れていくことが求められ、それには自己否定、あるいはある種の自己限定が必要であるとする。これは、自己のあり方、あるいは自己と内的自然の関連を鋭く指摘しているともいえる。それは優れた自己論であるとともに欲望論、そしてそれに連なる行為論である。

では、自然との関わりと自己否定、自己限定はどのようなダイナミズムをもち、それはどのようなものをもたらすのだろうか。

自然、意気、諦念

九鬼周造は日本的性格、あるいは日本文化に三つの主要な契機が見られるとする。[6] それは自然、意気、諦念の三つである。

ここでいう自然は今まで論じてきた自然、すなわち「おのずから」なるものである。そして第二の契機として意気を挙げ、それは武士道精神として日本人の血の中に流れている性格であるとする。意気とは、高い理想の実現のためには一身を賭すという気概であり、真心から生まれた自己犠牲の精神に結晶しているとする。そして第三の契機として諦念を挙げ、それは自己の無力を自覚することにほかならない、とする。これはすでに述べてきた親鸞の他力の思想に表されているものである。

それらの関連について、九鬼は興味深い見解を述べている。自然と意気とは、自然の質料の中に理想主義の形相が含まれるとし、自然に生きる生き方が力としての意気である、と述べる。さらに諦念と自然との関係として、自然に従うことが諦めの基礎をなしており、「諦めとは自然なおのづからなるものへの諦めである。自然を明らかに凝視することによって自己の無力さが諦められるのである」とする。そして意気と諦念の関係として、意気は武士道にみられる自力精進の精神であり、諦念は他力本願の宗教の本質をなしているとする。

気節のために動く意気は動の方面である。ものに動じない諦念は静の方面である。そして動の中に静があり、静の中に動があるという可能性が見られる限り、意気と諦念との結合の可能性も目撃されなくてはならぬ。……一般に「死への存在」というようなものは「諦念を基礎とする意気」という形で明瞭にあらわれている。死は生を殺すものではない。死が生を本当の意味で生かしているのである。無力と超力は唯一不二のものとなっている。諦念は意気の中に見られる否定的契機として欠くことのできないものである。……武士道は意気から諦念へ行ったものであり、禅は諦念から意気へ行ったもののように思われる。

九鬼の論述から、「自然」、「意気」（動であり、超力である）、「諦念」（自然の自ずからなるものへの諦め、自然に従うこと、受け入れること）の三つの鍵概念が示された。これはⅡ章で述べた西田の指摘にそのまま つながるものであろう。西田は自然法爾について「そこには絶対の受動が即絶対の能動であるのである」と述べる。

森田療法の自然論に基づいた自己論、そして欲望論と行為論のダイナミックな関係が、ここにそのまま示されている。すなわち、自然に従うこと（諦念／絶対の受動――自己論）が、そのまま恐怖の受容となり、それが生の欲望の発揮（意気／絶対の能動――欲望論）となり、そのまま行為論につながっていく。九鬼がこの論文を「思想」に発表したのは一九三七年のことである。森田自身がこの論文を読んでいたかどうかは不明だが、この精神療法の骨格を九鬼は日本文化論、日本的性格として表現している。このような思惟方法はすでに森田にとってもなじみ深いものだったのだろうか。

自然に従うこと（森田のいう自然服従）は、私たち人間の自然に対する限界、あるいは思い上がりに対する諦念の基礎をなし、自然を凝視し、それを知ることを通して自己の無力さを受け入れ、諦められるのである。そして、この諦念と意気とはダイナミックな関係にあると九鬼は指摘する。諦念と意気は同一のものの異なった表現であり、諦念なくして意気は出現せず、また意気なくして真の諦念は生まれない。これは死が生を生かし、無力と超力は唯一不二のものとする理解であり、中国の陰陽思想と底流でつながり、また死の恐怖と生の欲望という一見すると相反するもののダイナミズムを見て取り、それを同一のものと理解する森田療法の欲望論の基本的考えにそのまま重なるのである。つまり不安を、恐怖を、そして思うようにならない自己のあり方、そして現実をそのまま受け入れ、どうしようもないと諦めたときに、超力、すなわち生きる欲望が生き生きとした姿を表すのである。それがそのまま行為論に結びつき、それがまたその時々の感情、自己、現実、そしておのずからなるものへの諦念、いわば諦念を伴った受容をさらに深めていくのである。そこに執着を離れた自由自在の心境や能動性、主体性が生まれてくるのであって、これが森田療法でいう行為論そのものである。では、このような経験をする自己のあり方、自己の構造はどのように理解されるであろうか。

2　自己をめぐって

心身自然一元論と自己の構造

古今東西、さまざまな自己論が存在するが、ここでは森田療法の治療的実践との関連で自己論を展開することにしよう。「おのずから」と「みずから」が「自」で表され、それが「自然」と、さらには「み（身）」とも深く関連し、同じ事態の違った局面を指しているという理解、心身自然一元論からこの自己論は組み立てられることになる。

この場合の心をどのようにとらえるかであるが、ここでは自己意識（意識）という言葉を用いることにする。自我ともいえるのだが、自我の概念はさまざまな立場から使われており、それらとの混同を避けるために、より機能的な意味での自己意識という言葉を使うことにしよう。そして心身自然一体論からは、次頁の図1に示したように、自己意識、身体（身）、自然（内的自然）という模式的な自己の図が想定される。それらは内的自然（おのずからなるもの／生命現象）を基盤とし、その現れとして身体と自己意識が存在すると考える。自然に近いもの、あるいはそれとほぼ重なる形で身体（身）があり、それと重なる形で自己意識（心）があると考えてみる。

森田療法ではそれらは一体のもので、そこでの変化の様式とそのダイナミズムは共通するが、またそれぞれが独自の動きをもつと考える。それは協調的でもあるが、時に緊張関係に陥るような関係でもある。森田療法の治療論を考えるうえで、自己意識、身体、内的自然という自己の構造を想定し、

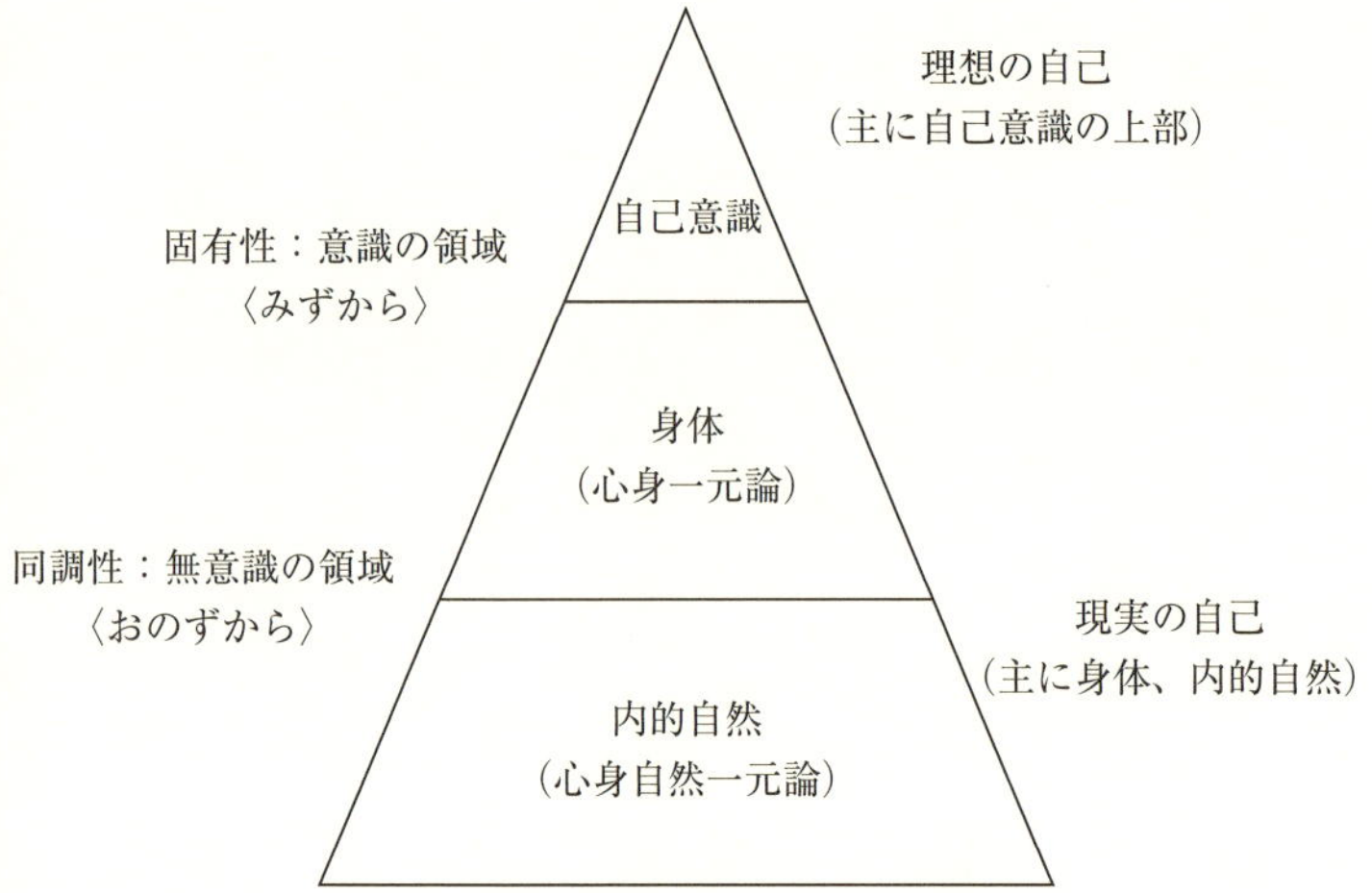

［図１］心身自然一元論と自己の構造

それに沿って治療のプロセス、技法などを考えることが、この精神療法の明確化のためにも有益である。内的自然はそのまま外的自然と同調し、身体は生活世界と密接に関連し、連動し、そして分化し、変化していく。自己意識も乳児期、幼児期はその環境と密接に関連しながら、ともに動き、分化していくが、やがてより独自な自己意識という形を取り、しばしばそれは身体、内的自然と不調和を起こす。

さて、ここでいう身体とは、客観的に対象化され、分析されるものではない。すでに述べたように、自らの「身」であり、それ自身が自己の自然である。あるいは本来は、内的自然と密接に連動している存在である。それとともに、身体それ自身が自然の一部であるのだが、他方では動的均衡を保ちながら、絶え間ない〈外〉との相互作用の中で、自己組織化を営んでいるものである。Ⅲ章で述べた知覚システム（アフォーダンス＝生態心理学）を通して、生活世界、外的自然と絶え間なく接触し、そこで身体を中心とした自己は、変化し、成長していくのである。

それは自己意識と切り離されるものでもない。市川浩に倣っていえば、身は一つのレベル、一つの相においてのみ生きるのではなく、ここでいう自然、生命と重なる生理的自己組織化（ここでいう内的自然）から、家族的社会関係を含む感覚－運動的自己組織化（ここでいう身体）、さらに複雑な社会的関係の中での再組織化の諸段階を経た意志的－行動的組織化（ここでいう自己意識）に至るさまざまなレベルがあるのである。ここでは、感覚－運動的自己組織化のレベルを身体（身）として理解する。

そしてここでいう内的自然とは、福岡伸一の指摘した生命現象そのものと理解できる。生命現象は密接に生活世界と関連し、動きながら、常に分解と再生を繰り返し、自分自身を作り替えている。これが動的平衡と呼ばれるもので、それはそのまま身体（身）のあり方の原理ともなっている。それが自己意識においては、流動性、相即・対性（森田でいう死の恐怖と生の欲望などの対性）として経験され、その原理は動的平衡、すなわち象徴的にいえば、死と生、死と再生、喪失と生成などのダイナミズムとして捉えられる。そしてここでの死、喪失に対しては、九鬼のいう自然のおのずからなるものへの諦念がそのダイナミズムをありのままに経験する最も重要な契機となる。その諦念がこれらの事態に対する自らの無力さを受け入れることを可能とし、そこから意気、ここでいう生、再生、生成、生きる欲望が浮かび上がり、経験することができると考えられる。この関係のあり方が相即・対性である。

そしてこの相即・対性の表現として流動性があり、それらはまた清沢満之のいう因縁所生そして諸法無我の認識からもたらされる概念とも重なってくる。このようにして自己とは自己意識、身体（身）、内的自然を含む全体的な存在で、それは、生活世界とダイナミックな関係をもちながら、それ自体が変遷し、流動し、動的均衡を保っている。

意識と無意識をめぐって

精神医学、心理学では意識と無意識をめぐるさまざまな議論がなされてきた。とくに西欧では、エレンベルガーがその大著『無意識の発見』[7]で明らかにしたように、力動精神医学の立場から無意識をめぐってさまざまな議論が行われた。西欧の力動精神医学の発展の歴史は、混沌とし、暗黒の世界である無意識に言葉を与えること、すなわちそれらを意識化することをめぐっての歴史であった。その混沌は、幼児期の家族との闇をめぐるものと関係していたことが発見された。それとともに、この不確実なものを常に私たちの意識の下に置き、コントロールできる存在に変えたいという飽くなき情熱がその歴史から見て取れる。それは意識を拡大する作業であり、自然を対象化し、それを分析していこうとする科学的思考と深く関係する。

一方東洋では、このような無意識をめぐる問題は存在しなかった。ここまで自然との関わりから、むしろ意識（自己意識）を否定し、それをいかになくすのか、意識をいかに無意識化するかにその焦点が合わせられてきたのである。つまり、西欧と東洋は逆の方向に進んできたのである。当然のことながら、ここでいう無意識は西欧でいうそれとは異なっていることにも注意を払うべきであろう。ここで展開している自己論に引きつけて言えば、無意識とは身体（身）、内的自然を含み、その原理に自己意識（意識）は規定されている。

鈴木大拙は、Ⅱ章に挙げたE・フロム、R・デマルティーノら精神分析家との対話で興味深い指摘をしている。


　無意識とはつまり通常の合理的な法則をもって測定しようとしても、どうにも測り得ない或る領域に仮りに与えた概念なのである。しかし自然は無限の可能性を包蔵するという意味では一種の混沌であるとも言い得る。この混沌から流れ出てきた意識というものは、何か上っ面なもので、実在のホンの一端にふれるに止まる。それはたとえてみれば、大地を取り巻く大海の中に漂う孤島の取るにも足らぬ一端にふれるに止まる。[8]

鈴木はここで、意識をきわめて限定的に考え、無意識の混沌とその可能性について述べている。さらに無意識とは、感じ取られるものであり、かつ「この感得は決して微々たる些事ではないのだ。なぜかと言うと、この感得によってこそ我々は初めてこの一片の紙切れのような我々の存在が輝かしい意味にみちあふれ、そして我々は決してむだに生きてはおらぬという強い確信に、みずから案じることが出来るからである。」

　これがⅢ章で述べた無所住心という心のあり方であり、森田療法でしばしば強調される「感じから出発せよ」、「感じを高める」とはこのようなことであり、そこでは生活世界と密接に関連しながら、恐怖と欲望がダイナミックに変化し、流動しているありさまでもある。それはそのまま生活世界と連動する行動へとつながっていく。

ここでは豊穣な無意識論が展開されており、意識は上っ面で、「実在のホンの一端」にすぎないのである。そしてほぼ同じような文脈で意識、無意識を考えることが、森田療法の豊かな自己論ともなり、治療論の基礎をなすと思われる。また人間の場合は、その人独自の歴史性、一回性が刻印され、それが言語に裏付けられた「自己意識」を規定する。それゆえ自己意識は生活世界に対して固有性を持ち、したがってより自律的である。それがここで自己意識と呼ぶ理由である。

他方、無意識は生活世界により同調的である。身体は常に世界に開かれ、それに依存し、そこで私たちの身体（身）を保っている。さらに内的自然はそのまま外的自然と同調し、連動し、そこで私たちの生命を維持していると考えられる。

二つの自己

先に示した図1に沿って、自己意識、身体（身）、内的自然と配置された自己の構造に意識、無意識がどのように位置づけられるかを検討してみる。森田療法では自己意識（意識）を、広大な無意識の領域に浮かんでいる小さな島のような存在と理解する。そして意識は「みずから」に、身体（身）・内的自然は「おのずから」に近似の概念である。

意識と無意識、「みずから」と「おのずから」は、いわば同じものの違った表現とも理解され、人間存在においては、一方が欠ければ他方も存在できないという相即・対性の関係である。自己意識は生活史に規定され、その人の世界への関わりの指針となるものとここでは考えておく。自己意識は、身体、そして内的自然と密接な関係をもちながら、私たちの変化、発展、成長を担っている。自己意識は、無意識あるいは身体、内的自然なしに成り立ちえないし、また無意識は自己意識なしに生活世界と調和し、その機能を発揮することはできない。それらは本来調和しているものであるが、慢性、急性の危機のときに対立し、抗争する。そしてその関係が調和を失ったときに、私たちの苦悩が始まる。

森田療法では自己意識、無意識にやや重なる形で、「理想の自己」と「現実の自己」という二つの自己を想定する。そして、神経症的自己意識のあり方として肥大した「理想の自己」を想定し、それは「べき」思考に裏付けられていると理解する。自己意識の一部と無意識（身体、内的自然）を含む「現実の自己」との抗争が森田療法における葛藤理解の基本であり、それは思想の矛盾を自己の構造から広く捉え直したものである。

3　自己の構造と思考、感情・欲望、行動の位置づけ

自己意識(自己の構造)＝世界との関わり方への介入――受容の促進

ここまで、自己の構造を自己意識、身体、内的自然の連続として、あるいはその全体として捉え、検討を加えてきた。次いで自己の構造と思考、感情・欲望、行動の位置づけについて述べる。それらの検討から、この精神療法が具体的にはどのような治療戦略をもち、それに基づいてどのような領域に介入するのか、を示すことが可能となる。私たちはこれによって、森田療法の介入法の見取り図を得ることになる。

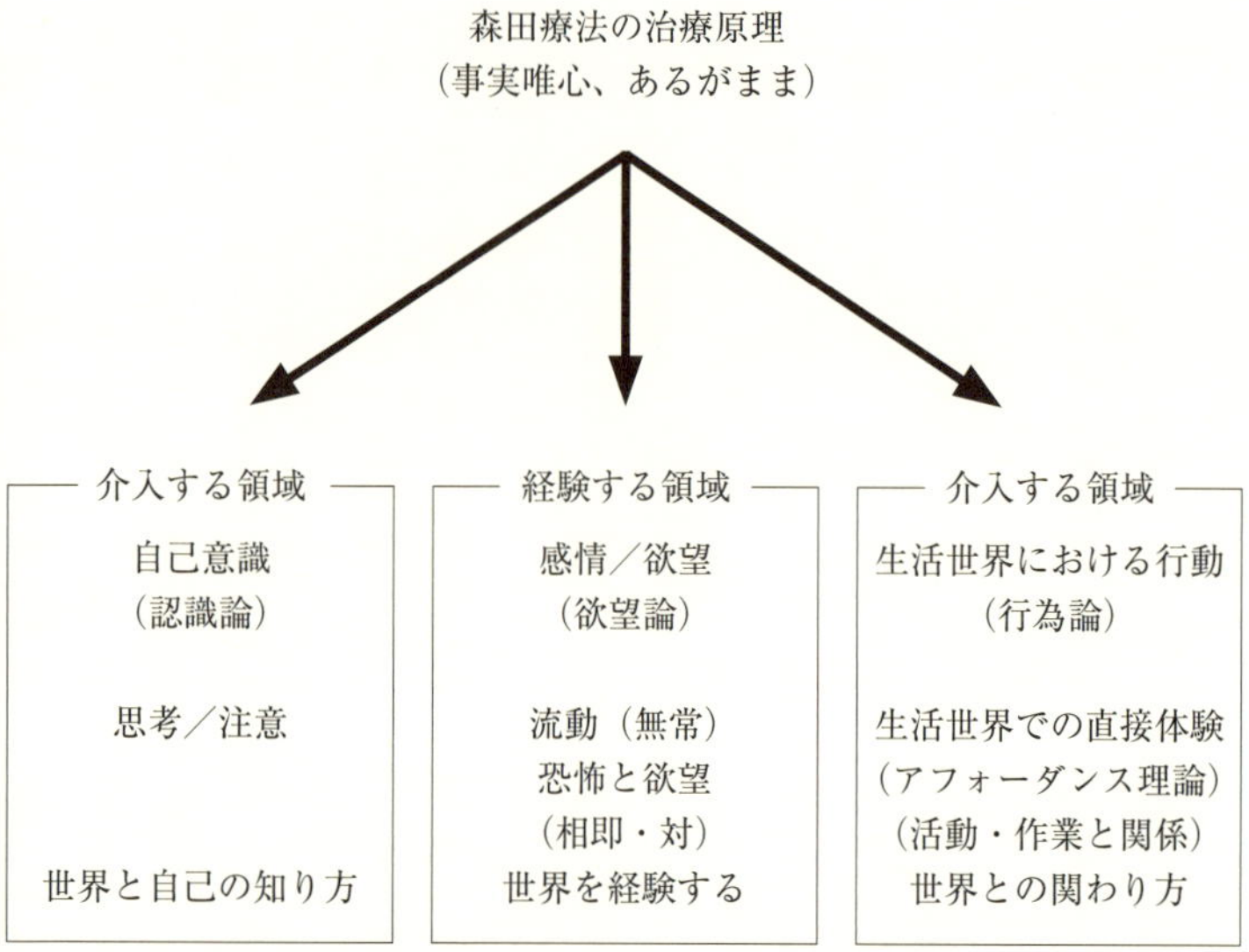

［表１］思考／感情・欲望／行動医の位置づけ

上の表1を見てほしい。森田療法の介入法を明らかにするために、この治療論で扱うものを示してみた。

治療原理として、〈事実唯真、あるがまま〉を挙げ、その下に治療者が〈介入する領域〉とクライアントが〈経験する領域〉を示した。

治療者の介入する領域の一つは、自己意識で、そこには思考（認知）と注意が配置される。この自己意識、思考はいわば世界を見取っていく地図であり、私たちの生の欲望や行動の方向性、つまり水路の方向を示す役割となる。この思考が常に感情や欲望、そして行動と連動し、そのつどの生活世界を理解し、経験し、それが新たな経験として私たちの中に組み込まれていく。ここではその思考のあり方は柔軟で、生活世界と同調的となる。そしてそれが硬直したあり方（「べき」思考）を示すときが、治療介入の領域の一つとなる。

治療者がクライアントと取り組むテーマは、ありのままの自己の欲望と恐怖（欲望論）や現実の自己、現実、他者を受容することの促進で、そのためにさまざまな介入を行う。以前はそれを「感情モデル」あるいは「認知的介入」と呼んできたが、より包括的に「受容の促進」と名付けることにする。もう一つの介入する領域は、生活世界での行動（行為論）である。それについては後に述べる。また治療者の介入の狙いは、クライアントが欲望と恐怖（感情）の事実をそのまま経験できるように援助することである。

欲望論＝世界を経験すること——あるがまま

すでに述べてきたように欲望は恐怖との相即・対性という構造をもち、それは身体、内的自然の現れであって原理的に流動性があり、心的エネルギーの表現形でもあると考えられる。自己の構造では、思考／注意が自己意識を代表し、欲望そして感情は自己意識、身体（身）・内的自然の領域への広がりをもつ。

森田は欲望と恐怖（感情）の関係について次のように述べる。

「生の欲望と死の恐怖」という事は、必ず相対的の言葉であって、同一の事柄の表裏両面観でありますす。生きたくないものは、死も恐ろしくはない。常に必ずこの関係を忘れてはなりません。

気がもめるハラハラするという事は、同時に仕事を多くしたい、能率をあげたいという事である。これは必ず別々に取り離して考える事はできない。物事は常に表裏両面を見なければ、その全体を正しく観察する事はできない。死の恐怖ばかりを見つめて、これにとらわれる時は、常に生の欲望の潑剌たるもののある事を忘れて、いたずらに迷妄を脱する事ができないようになる。気がもめるという不快気分のみの反面を見るときに、この気分だけを取り除いて、楽に仕事をしようとする迷いの心を起こすようになる。楽に仕事をする事に、決して仕事のはかどるものではないという事に、お気がつかれないのである。[9]

このように生活世界に関わるときには、必ずはらはらびくびく、気がもめるなど感情の反応が起こり、それと私たちの欲望は必ず連動するのである。この森田のいう表裏両面が今まで論じてきた相即・対性の概念であり、これが私たちの感情／欲望の体験を理解する基本となる。そしてとらわれとは、気がもめるという不快気分にのみ着目し、それを取り除こうと考えることである。それが森田のいう「思想の矛盾」である。

逆に欲望と恐怖がこのようにダイナミックな関係をもつことが、生活世界への直接的で生き生きとした経験を可能とする。これがあるがままの経験である。

これらの経験は、そのつどの生活世界との関わりにより変動し、流動していく。それがⅢ章で述べた心身の自然な流動性である。そして恐怖と欲望を担う現実の自己はその人に固有のものであり、そこでの自己は、生活世界との関係から変化し、そのつど書き換えられるものであると理解できる。

治療者の行うことは、二つの領域、すなわち自己意識（思考と注意）と生活世界での行動に介入して、クライアントがこの欲望と感情の流動性、相即・対性を生活世界で直接的に経験するのを援助することである。

行為論＝世界に直接関わること――行動の変容

さて治療者はクライアントが事実を知り、それを経験するように、自己意識の領域と対となり、生活世界での行動の領域への介入を行う。その介入法を「行動の変容」と呼び、直接的に生活世界へ関わる行動への働きかけを行う。これを今までは、「行動モデル」、「行動的介入」と呼んできたが、「行動の変容」と名付けることにする。

それはクライアントの感情／欲望を知ること、経験すること、そして自己意識（思考）とどのような関係にあるのだろうか。それを明らかにしないと、森田療法における行動の領域への働きかけの独自性が見えてこない。

行動にはおおよそ二つの理解が存在する、あるいはその二つが私たちの行動を構成していると思われる。

一つは、下山晴彦が指摘するように、環境[10]からの刺激→反応→結果という三項随伴性による学習の原理の枠組みに行動を位置づけるものである。行動療法では、刺激→反応としての行動があり、その行動からある結果が導き出され、そこに媒介変数として認知を位置づける。一方認知療法、あるいは認知行動療法では、刺激→反応として認知があり、その認知から行動あるいは感情という結果が生じてくる、と理解する。これらは治療の焦点を行動、あるいは認知という人間存在のある部分に絞った点で、治療戦略的には明快ですぐれたものである。ただ一方で、あまりに機械論的な考えに支配され、自在で能動的な行動の理解のためには不適当であると批判されよう。

では、認知行動療法の第三の波と称されるアクセプタンス&コミットメント・セラピーでは、行動はどのように理解されるのであろうか。コミットされた行動とは、選択した価値に沿って行動すること、と定義される。そして価値とは、言語的に構成された包括的な人生の目的、あるいは選択された人生の方向である[11]。その行動介入には、伝統的な行動療法の技法を用いることが多い。そこには選択した価値に沿って、つまり認知によって方向付けられた行動という理解がなされ、やはり合理的認知（思考）が重視されている。

これは脳生理解剖学に基づく田代信維の理解[12]にも共通するものである。その枠組みは環境からの刺激↓認知↓認知的評定↓意志↓行動という一連の流れを想定し、それに欲求が関与し、認知的評定に感情が影響を受け、そして意志に感情が関連するとする。このモデルのすぐれているところは、欲求の役割を入れていることで、田代もどのような行動を取るのかについて「行動の企画は理性が行うが、目的設定や最終決定を行うのは理性でなく、心の奥に潜む衝動（欲求）である」というローレンツの言葉を引いて、欲求の行動に対する役割を重視している。そして森田療法は精神機構の多方面を操作して、認知、認知的評定、意志（そしておそらく行動の）の主幹の流れをよくして、悪循環に陥らないように合理的に働きかけるものである、とする。

しかしここでも行動に対して、認知、認知的評価が重視され、そこでの判断が意志そして行動へと結びつくと理解されている。たしかに私たちの行動を振り返ってみても、そこに刺激↓反応、あるいは認知に基づいた行動、という枠組みで理解できるものもある。

たとえば、あるうつ病で休職を余儀なくされたクライアントが、学生時代の勉強やスポーツと社会人になっての仕事の違いについて述べたことがこの理解に役に立つだろう。

学生時代、特に受験生のときには、ある目標を立てて、それに向かって地道に積み上げて学力をつけることができた。大学時代にはスポーツでも自分自身をしっかりと鍛えていき、それなりの記録を出すことができた。合宿でも学業でも同じようなやり方でよかった。しかし職場ではそのやり方がなかなかうまく通用しなかった。やり手であるが、厳しい上司から仕事を与えられ、必要なことを分析し、計画を立て、一生懸命失敗しないよう、叱責されないように頑張った。しかし現実にはそれ以外に日々対処しなくてはならない仕事がその時々で舞い込んできて、計画通りにいかず、それに対応しながら計画を遂行しようとすると、仕事が飛躍的に増えて対処不能となり、うつ状態に落ちこんだ。

彼は優秀な人間で、仕事ができない人でもない。彼の成功体験は、いわば今まで述べてきた環境からの刺激、それに対する計画遂行という行動（刺激→反応）、あるいは刺激に対する認知（それ自体は合理的で、それが計画に結びつく、あるいは仕事をしっかりとしたいという選択した価値）、そして遂行（行動）という一連の行動であると理解できる。

これを森田療法では目的本位、行動本位と呼ぶことがある。森田自身は、このような言葉は使わなかったが、後の森田療法家が使うようになった。

大原健士郎らは、目的本位を「気分にとらわれないで、目的達成を重視する生活態度」、行動本位を「気分はあるがままに受け入れて、目的達成のために行動することを行動本位の生活態度という」[13]と定義した。

しかし立松一徳も批判しているように[14]、「目的本位」、「なすべきことをなせ」という治療の指針は、それ自体にクライアントがとらわれ、それができない自分を責め、あるいは闇雲にある目的を立てて突き進んでしまうこともある。そして自在な行動が逆にできなくなってしまう。

私たちの行動は、このような合理的判断、思考（認知）を経て選ばれる行動だけではない。行為論で述べたアフォーダンス理論はこの点について違った局面から行動を理解しようとする。そこでは「行動は自己と周囲の関係を変える動物個体の能力」として定義される。そして動物は常に自ら動き、生活世界と特定の関係を結んでいる。

先ほどのうつ病のクライアントの成功体験は、環境を合理的に判断し、「目的本位」で「なすべきことをなせ」という行動の指針に即して得られたものである。しかしそれが環境の変化への柔軟な対応を逆に困難にした。

ここで述べている行動は、直接、判断なしに生活世界に入り、そこでアフォードされる資源を知覚し、認知し、それがある行動を生み出す。その行動がまた新たなアフォードされる資源を知覚し、認知を生んでいく。そこでは行動と環境が一体となり、その時々の行動を生み出していくダイナミックな関係である。

したがって、ここでのクライアントが治療者とともに取り組むテーマは「行動の変容」で、それは肥大した自己意識を削ること（「べき」思考の修正）や欲望の発揮と密接な関連をもつこと、直接的な生活世界への関与などであり、そのために治療者はさまざまな行動面への介入を行う。

さて以上の検討から、森田療法の治療論に入るための材料がそろった。ここからは具体的な治療論に入ることにしよう。

V　自己の構造ととらわれ

1　反自然的なあり方と自己の構造

自己の構造と「とらわれ」

まず次頁の図2を見てほしい。ここにはⅣ章で示した、自己の構造を逆さまにした図形が示されている。私たちは思春期以降、大なり小なりこのような不安定な自己の構造をもって育ち、それを周囲の環境や家族に支えてもらいながら、徐々に世界を広げていく。もともと繊細で傷つきやすい人だったら、この逆三角形はさらに鋭くなるだろうし、また家族の支えが不十分だったら、その傾向はより一層強まるだろう。一般的な傾向として、逆三角形が鋭くなればなるほど周囲の影響を受けやすく、「かくあらねばならない」、「かくあってはならない」(「べき」思考)などと自分で自分を縛ってしまうことになる。つまり頭でっかちとなり、そのことが思春期以降の人生の変化に対する適応を困難にする。

しかし私たちは、変化なしに人生を生きることはできない。新しい身体と出会い、親からの心理的な自立を要請される思春期、社会人として出発する時期、結婚、そして自分の生き方を問い直す中年期、そして老いるときなど、人生は常に波乱に富んでいる。また、自己の支えが突然なくなるかもし

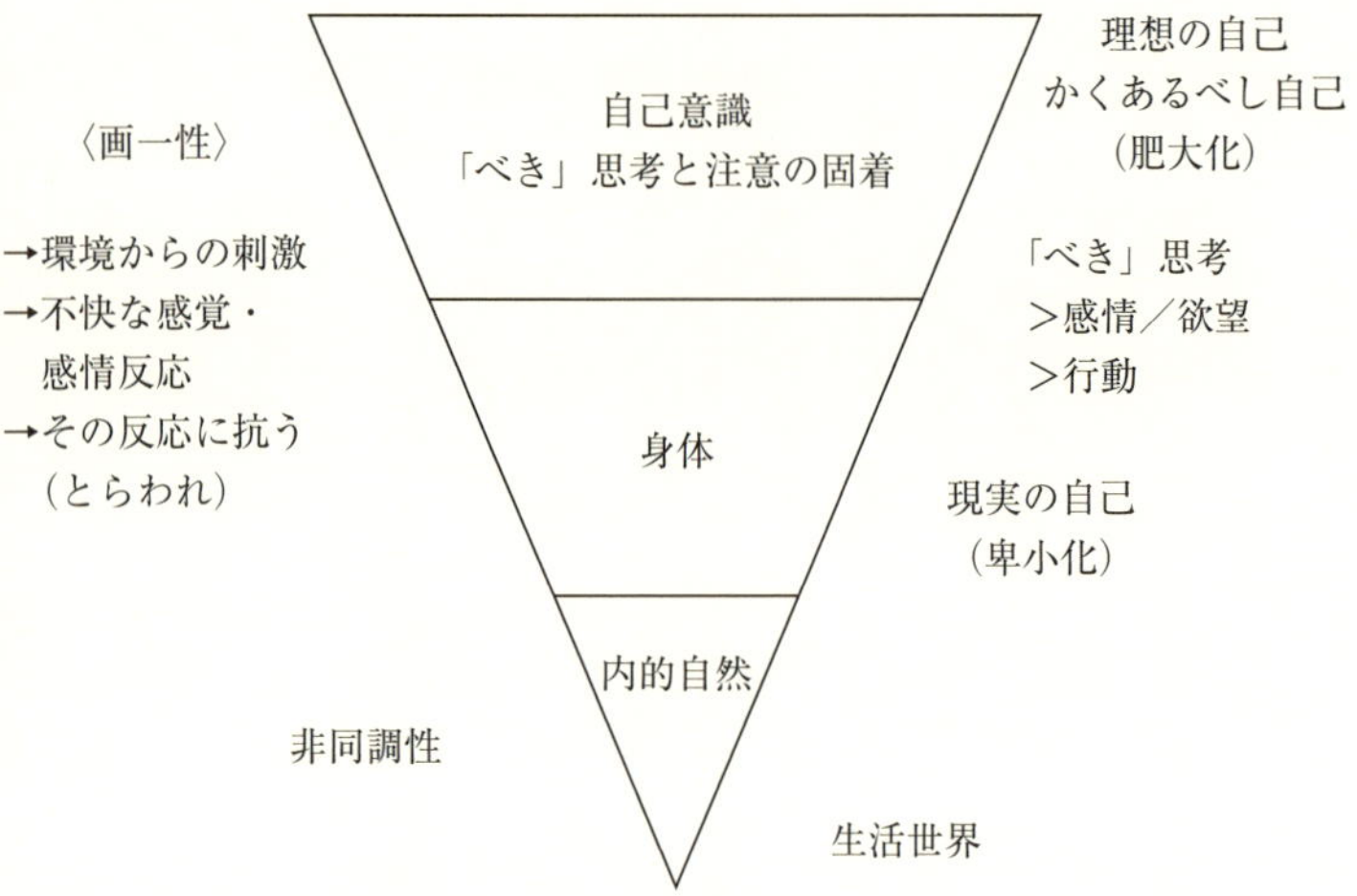

［図２］自己の構造ととらわれ

れない。いわゆる喪失体験で、危機といわれる事態である。そこで私たちは、先が鋭く尖った逆三角形という自己の構造を経験する。これは人生の危機に陥ったときの自己の構造を示しており、そこでは自己意識は過度に鋭敏になり、神経が張り詰めたような感じである。

すでに述べたように、森田療法では二つの自己を想定している。それは「理想の自己」（かくあるべし自己）と「現実の自己」である。逆算三角形の自己の構造をこの二つの自己との関連で見ると、頭でっかちで肥大した自己は、「べき」思考に基づき世界と自己を規定する硬直した「理想の自己」であり、Ⅲ章で述べた「思想の矛盾」そのものの現れである。これは頭でっかちで自分中心に組み立てられた考えや行動のパターンで、言語によって裏付けられ差別化し、物事を区別していく論理（「べき」思考）が優位に立ち、身体・内的自然が劣位にあるとも理解できる。

Ｉ章で述べたように、新福尚武は森田療法を「自己存在に対する自己の態度」を問うものとし、この精神療法の本質を規定した。それは自己意識と身体・内的自然、あるいは理想の自己と現実の自己との関係を問うものである。そして「とらわれ」の構造の基本とは、自己意識、身体・内的自然にまたがっている「現実の自己」と「理想の自己」が対立し、葛藤している事態であると理解できる。そこでは「現実の自己」を担っている内的自然は豊穣性を失い、生きる欲望は空回りし、生きる力がその方向を見いだせずに滞っている。このように自己意識が肥大し、身体・内的自然は卑小化している自己の構造は、あらゆる病気に共通している。

このような二つの自己のあり方は、自己意識の過度の鋭敏化をもたらし、それが続くと極端な弛緩、生活世界からの引きこもり、あるいは種々の問題行動（自傷行為、過食、暴力、さまざまなものへの依存）を引き起こす。そして身体感覚は単調で、慢性的な疲労状態、痛み、過眠、不眠、睡眠覚醒リズムの乱れとして表現される。

この逆三角形の自己の構造は、生活世界からのさまざまな刺激に対し不安定で、揺さぶられやすい。そこでの経験の根っこにあるのは無力感であり、それゆえ自己意識はさらに過度に鋭敏になり、張り詰め、何とか安定を保とうとする。それに対し、自然ではあるが、その人の固有の不快な反応が起こる。それはその人の資質の表現形であり、自己意識、生活世界と複雑に絡み合うことで、クライアントが症状と呼ぶもの、あるいは苦悩の経験が出現する。

症例から

◆疾病恐怖・不潔恐怖で悩むAさん

Aさんは三十代の男性で、長らく疾病恐怖（HIV恐怖）、不潔恐怖で悩んでいた。二人兄弟の長男として生まれ、期待され、一面では厳しく育てられた。母親は嫁ぎ先の義父母の考え方に合わせ、その対処で精一杯であったため、彼の世話がほとんどできなかったようである。Aさんは高校時代にHIV感染についての授業を聞いてから不安になり、感染ルート（たとえば性的接触、あるいは注射、さらに血液）を連想させるものを見ると、その汚れが体につくように思い、何となく不快感を覚え、それを打ち消すために風呂に長時間入らなければならなかったし、手も頻繁に洗うようになっていた。それを誰にも打ち明けることができず一人で悶々としていたが、大学入学後は一時的に症状が軽快した。

社会人となり、社会的地位が上がるにつれて、不潔に思う対象が次第に拡大し、トイレの便器に触ったのではないか、トイレから出て来たあの人は大丈夫か、皮膚に傷口がある人は大丈夫かなどなど、気になるようになった。そしてそうしたものを見ると何ともいえない不快感で自分の手を洗いたくなり、また、そのような人の持ち物なども拭きたくなる。通勤途中でも、そのような場面を連想させるものを見ると不快となり、アルコール綿で手を拭くなど、行動は次第にエスカレートしていった。二、三のクリニックで薬物療法（SSRI／抗うつ剤）、カウンセリング、認知行動療法を受けて一時的にはよくなるが、すぐに後戻りすることを繰り返していた。家に入るときは、外で着たものをすべて脱いで体の汚れを落とさないと気がすまなくなった。つきあっている女性にもそのようなことを要請し、何とか受け入れてもらっていた。

もやもやとする、いやな感じがするとそれを打ち消すという行動は、次第に儀式化していった。一方、何か大切なプロジェクトがあり忙しいときは、あまり気にならずに仕事に没頭できるが、一時的である。このような事態が長く続き、仕事でも私生活でも行き詰まったＡさんが来院した。診断は強迫性障害（本書で挙げた事例の診断はすべてＩＣＤ－10[1]による）。

Ａさんの自己の構造は高校時代からやや逆三角形で、それが社会人となり、そこでの適応不安とともに不潔に対してさらに敏感となり、耐え難い不快感を打ち消すために、さまざまな儀式を行うようになった。

現在のＡさんの自己の構造は、ここで示した逆三角形そのものである。理想の自己（「べき」思考）は肥大し、緊張し、生活世界での汚れたものを発見しズームレンズのように拡大して、それを取り除こうとする、あるいは避けようとする。Ａさんは、汚れているものと汚れていないものに二分された世界に住んでおり、次第に生活世界が汚れたものに侵襲されているように感じられてきた。そして「汚れたものは取り除かなくてはならない」あるいは「不快な感情はすべて取り除く必要がある」といった「べき」思考に感情、欲望、行動が支配されている状態に陥った。その結果、生活世界の汚れ――これは私たちの世界に常に存在する自然なものであるが――に触れてしまったとき、あるいはそれを見たときに感じるもやもやとした不快な感情を注意深く取り除こうと試みるようになった。それが手洗い、洗浄という儀式である。Ａさんの欲望はそのためにのみ奉仕し、自然な感情や欲望を感じにくくなっていく。常に汚れをきちんときれいにできたかどうか、それまでのことを検証し、先のことをシミュレーションする。そうなったら大丈夫だろうか、とまた不安にもなる。そのことが頭の中をぐるぐる回る。それはAさんに過大な負担をかけるもので、しばしば不機嫌となり、落ち込みもした。

本来ならば、柔軟に生活世界と密接な関係をもちながら展開していく行動は、この思考に沿って注意深く組み立てられ、計画され、汚れを打ち消すための道具となっている。

Aさんの自己の構造はこのようにして生活世界との同調性を失い、そこで次第に孤立しつつある。現実に対人関係は限定的となり、これまで遊び友達だった男の友人とも接触を断っている状態である。

◆Bさんの気分変調症

次に思春期の例を挙げてみる。今まで森田療法ではあまり扱わなかった事例であるが、外来森田療法の介入法を明確にしやすいので、ここで採り上げてみよう。

十代半ばであるBさんは、一人っ子として小さいうちから家族葛藤の中で育ってきた。父の両親とある時期に同居し、そこでの祖父母と母親との葛藤、さらにそれを激化するような両親の争いの渦中で育ってきた。学童期になるまでのある時期は、母方の祖父母に預けられ、そこで溺愛されて育った。

両親のもとに戻り、そこでの葛藤状況に再び直面すると、彼女はおどけ役を演じ、その葛藤を緩和しようとした。それゆえ大人たちの言動に人一倍敏感で、それに合わせてきたが、周囲の大人たちはそのことに気づくことはなかった。一方、中学時代までは、活発で人気者、スポーツも得意だった。

リーダーになるよりも、その補助をするのが得意で、仲間といるときは自分の気持ちを抑え、その場を盛り上げようとした。そして自分にもさまざまな悩みがあるにもかかわらず、人の悩みの聞き役に徹していた。ある時期から祖父母と両親は別居、父親は単身赴任となり、週末だけ戻ってくる形となった。この頃から父親を毛嫌いし、避けるようになった。

これを図2に沿って説明すれば、すでに自己意識（「べき」思考）は拡大し、頭でっかちとなり、自己の自然な感情・欲望が抑えられて生活世界、とくに人との関係では直接的経験よりも自己意識に沿った形での行動になりつつある。

そのようなBさんが挫折したのは、高校に進学して友人の対立に巻き込まれ、いじめに近い扱いを受けてからである。その頃からさらに人の言動に敏感となり、ちょっとしたことで「拒絶された、自分を否定された」と感じ、落ちこんでしまう。そして、友達といるときにその場を盛り上げようとおどけ役を演じ、何とか人との関係を取り繕うようにしていたが、家に帰るとぐったりと疲れ、それが落ち込みを強めていった。

学校のこと、そこでの友達とのつきあいなどを考えだすと、その観念がぐるぐる回り、強い緊張とともに不安、落ち込みを経験するようになる。そして何とか努力して学校に行こうとする試みも破綻して、家に引きこもるようになる。このようなぐるぐる回る観念が始まると苦しくなり、過食、リストカットをしてしまう。そのような自分がいやで、また落ち込み、これがまた緊張を強め、またぐるぐる回る観念に落ちこんでしまう。

それとともに慢性的な疲労、過眠が続き、心配した母親が心療内科を訪れて「非定型的うつ病」と診断され、さまざまな抗うつ剤などを使用したが、ほとんど効果がなかった。また、心療内科医にこのいわゆる問題行動を止めるように言われて努力するのだが、逆にそうした行動が増えてしまった。そのために薬物が増えるが、もうろうとするだけで効果はない。そして、友人からのメールによる登校の呼びかけなどに過剰に反応し、逆に閉じこもりがひどくなった。母親も過食、リストカットを心配し、何とかしようと介入するが、効果は見られない。

この状態が一年以上続き、思いあまった母親がBさんをつれて私のところを受診した。診断は気分変調症（神経症性うつ病）。


Bさんのうつ病は生活史で準備され、そして思春期の危機から発症したのである。この状態は逆三角形の自己の構造を想定すると理解しやすい。この形になると外界の刺激に対して揺れやすく、落ち込み、それを何とかしなくてはとあれこれ画策するのだが、逆に落ちこみ、心身の不調に注意が向いてしまう。それとともに、生活世界（つまり学校とそこでの対人関係）に行かなくてはと思うと、過去のネガティブなことを思い出し、学校に行ったときのシミュレーションを始め、過去と未来がいわば渾然一体となった考えがぐるぐると回ってしまう。それを緩めようと過食、リストカットに走ってしまい、そんなことは止めようと努力するのだが、結果として自己意識を肥大させ、その緊張緩和の試みであるこうした行動が逆に増えてしまう。

身体の感覚からは自然な感じが失われ、鉛のように感じられ、昼頃起きるのだが、どうしようもなくごろごろしてしまう。そして睡眠、覚醒リズムは乱れ、自然な生活世界との同調性が失われ、夜は浅い眠りが続き、時に学校でいじめられるといった悪夢を見てしまう。自然な身体感覚、環境との同調性などが失われている状態である。

では、これらを思考、感情・欲望、そして行動の点から検討してみよう。

Bさんは、そして悩む人たちはすべて頭でっかちで、観念的である。それが自己意識の肥大であるが、「かくあるべし」、「かくあってはならない」という「べき」思考に縛られている。Bさんの場合は、生活史からも窺い知れるように、「人から拒絶されてはいけない」（断れない）、「常に人に受け入れられなくてはならない」という規範に縛られ、そこを基準に注意深く生活世界に関わるようになった。そして自己意識は人の評価に敏感となり、それゆえ常に緊張している。

しかしそのような自己意識の拡大（肥大した「理想の自己」）は、感情・欲望そして内的自然を含む「現実の自己」を受け入れることができない。これは「べき」思考が、感情・欲望そして行動を制御しようとし、抗争している事態とも考えられる。

2　とらわれの現象

とらわれ（悪循環）の構造

人生の危機に際して破綻し、心身の不快な反応が起こってくると私たちはどうなるのだろうか。それを図3に示した。

生活世界の刺激から、あるいは内的葛藤によって、私たちの心身に固有の不快な反応が現れる。このような反応や自己のあり方では、当面の生活世界に適応できない（適応不安）[2]と考え、それを何とかしようとする。この心身の不快な反応に注意が引きつけられ、そのためにその反応がより鮮明となり、強く感じられ、それによってさらに注意がそこに引きつけられてしまう（精神交互作用）[3]。「あってはならない」と戦う、あるいはそこから逃げ出すような思考のあり方（「べき」思考／思想の矛盾）がこの悪循環に深く関与し、それがまたこの注意と反応の悪循環を強めていく。それしか考えられないような視野狭窄状態となり、それがまた逆三角形を強めていくのである。

この自己の心身の不快だが、その人にとっては自然な反応を「あってはならない」と決めつけ、そこであらがい、逆にとらわれていくメカニズムを森田療法では「とらわれ」（悪循環）と呼ぶ。

新福尚武は、「とらわれがとらわれるからかえって強力強迫的となる非合理的・矛盾的構造」であり、「注意しすぎ、気づきすぎて、しかもそれを承認できずに煩悶する」と、「とらわれ」の自縄自縛の様相をみごとに記述した。[4]

これらのことから、とらわれは二つの要因で構成されていることがわかる。一つは不快な心身の状態に自己の注意が引きつけられ、いわば視野狭窄という様相を呈することである。それとともに、その状態を承認できない、何とかしたい、という力動が働いていて、それがまた視野狭窄を強める。こうした点について検討を加えてみよう。

症状をなくそうという努力は、不快の反応を強め、鮮明化させ、それしか考えられないような状態

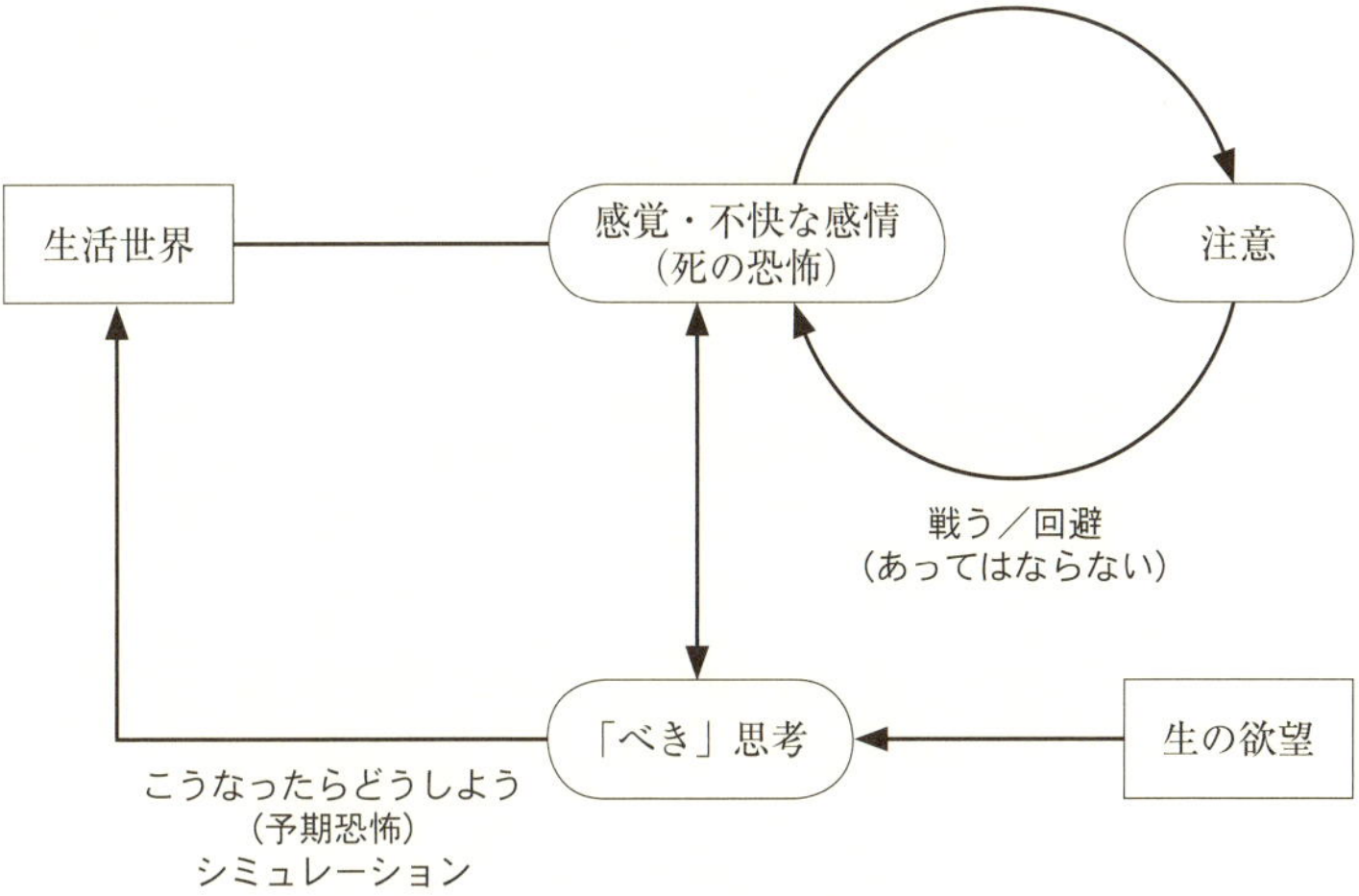

［図３］とらわれ（悪循環）の構造

に陥らせる。その結果として、自己の構造の逆三角形をさらに強めてしまう。

行動面では二つの方法しかなくなってしまう。一つは、そのような刺激を避け、そこから回避する、つまり引きこもるか、あるいは周囲に依存し、何とか安定させようとするか、である。しかし、それでは生活世界との断絶が生じ、世界が狭くなるとともに、その苦悩に注意が向いてしまう。あるいはこの苦悩の解消のために身近な人に助けを求め、逆三角形を支えてもらおうとする。けれどもそれは逆に自分を支えてくれる人への執着を強め、その人の一挙手一投足に注意が向いて、そこでさらに苦悩が増す。回避するにせよ、人に支えを求めるにせよ、そのことがクライアントの無力感を強めるのである。そしてこの過度の緊張が続けば、緊張緩和の対処としていわゆる問題行動（食行動異常、リストカットなどの自傷行為、暴力、引きこもりなど）が起こり、それがまた一層無力感を強めてしまう。これが、肥大した「理想の自己」(「べき」思考)と「現実の自己」(身体・内的自然を含む)との抗争の行動的表現である。

さらにもう一つの方向性がクライアントを縛っていく。クライアントが何か行動を起こそうとして陥る事態である。いろんな考えが浮かび、このように行動したら、このように人と接したらどうなるのか、それについてどうするかなどと「べき」思考に基づいてシミュレーションを行い、ぐるぐると考えが回る。そして、そのネガティブな結果を予想し、戦慄し、恐怖を覚え、落ちこんでいく。過去の経験に基づき、あのときこうだったから今度もそうなるに違いないと決めつけ、その思考から抜けられなくなっている。これは現実そのものではなく、観念の世界でのぐるぐる回りであるが、クライアントにとっては現実である。それがまた心身の不快な反応を強め、悪循環を作っていく。

この「べき」思考とは、家族間で、あるいは幼児期、思春期に経験したつらい出来事によって準備され、発症してからの現実の失敗の経験に基づいている。そしてこの「べき」思考から現実を、将来を見ようとする。そこでは新しい経験をする余地がきわめて少なくなり、環境との直接経験から学ぶ可能性が失われている。

そのように「べき」思考に基づいてシミュレーションすればするほど、つまり苦痛を避けて安全、安心を得ようとすればするほど、その努力は報われず、逆に自己の構造の逆三角形がますます尖り、さらに不安定になる。それとともに、この不安定さをどうしてよいかわからず、その原因を過去に求め、家族やそれまで接してきた人を恨み、環境を恨み、結果としてさらにこの逆三角形を尖らせてしまう。

そして身体（身）は自然で開かれた生活世界との関わりを失い、そこでの直接的で、生き生きとした感情・欲望や身体感覚を感じにくくなっている。そこでは自己意識と連動して、感情／欲望を通して生活世界を経験するというダイナミズムが失われている。

この状況は、自己の苦悩にのみ焦点が合って、それを何とかしようとあがけばあがくほど、悩みそのものに落ちこんでいく様相である。ここで示したようにそれは静的なものではなく、激しい動きを伴ったものである。森田がとらわれを説明するメタファーとして使う言葉を挙げてみよう。

> 禅の「繋驢桔《けろけつ》」は、もと何のたとえであったか、よく知らないけれども、……杭につながれた驢馬が、逃げようとあせって、ぐるぐる回るほど、ますます杭にくっついて、動けなくなるのと同様である。[5]

たしかに人は、悩むとこのように杭につながれた驢馬のようになる。悩み、不安恐怖から逃げようとするほど、悩まないようにしようとするほど、ますます自分を縛っている紐が自分の首を絞めていく。

この蟻地獄にも似たぐるぐる回りは、私たちが人生の危機に際した時に陥る悪循環（とらわれ）であり、伝統的に森田療法の適応とされる不安障害のみならず、気分障害とくにうつ病、あるいは広汎性発達障害、統合失調症、さらに身体の病を含めた慢性疾患に見られるメカニズムである。私たちの苦悩を何とかしようとして、それを抜けようとすればするほど、ここで述べた「繋驢桔」〔正しくは「繋驢橛」だが森田は常にこの字を当てている）の状態に陥り、深みにはまっていく。

しかもそれが自己意識という観念の世界で起こり、生活世界での同調性を失っていることに注目しておきたい。これが「とらわれ」の構造である。

とらわれの様相

では、それは実際の症状としてどのように経験されるのであろうか。それについてはすでに『我執の病理』で詳しく述べたので、日本森田療法学会の診断基準に沿って簡単に説明する（表2）。症状面での特徴として、自己の悩み（つまり症状）に対して強い違和感をもち、苦悩、苦痛、病感を伴う（A・自我異質性）。そして、この状態（性格、症状、悩み）では生活世界に適応できないという不安を常に抱えている（B・適応不安）。

このような状態は、逆三角形の自己の構造が示す典型的状態で、生活世界からの刺激に敏感となり、それがまた自己の不安を引き起こす。常に神経が張り詰めた状態になり、それを取り除こうと格闘するか（C4）、あるいはあまりの恐怖に圧倒されてそれを引き起こす状況を回避する。

そこでは多くの人は、生活世界と関わるとまた同じような苦悩、不安、恐怖、落ち込みなどが引き起こされるのではないかと予期して、恐怖する。AさんやBさんのように、それがもはや自己のイメージなのか、現実なのか、区別はつかない。頭の中であれこれとシミュレーションし、不安が不安を、恐怖が恐怖を、落ち込みが落ち込みを呼んでいく（C1）。それがまた自己意識を過度の緊張状態に追い込んでいく。そうなると、生活世界に関わることが恐怖そのものとなり、それを回避し、それが

［表２］森田神経質の診断基準

Ⅰ．症状上の特徴：森田神経質の症状レベルとしてA、Bの基準を満たすとともに、Cの５つの基準のうち、２項目を満たすこと。

A．症状(悩み)に対して異和感をもち、苦悩、苦痛、病感を伴う(自我異質性)。

B．自己の今の状態(性格、症状、悩み)をもって環境に適応し得ないという不安がある(適応不安)。

C．症状内容、症状への認知、関わり合い方などの項目のうち、２項目以上を満たすこと。

(1)症状(悩み)が起るのではないかという持続的予期不安をもつ(予期不安)。

(2)症状(悩み)の焦点が明らか(主に１つのことについて悩んでいる防衛単純化)。

(3)自分の症状(悩み)は特別、特殊であると考える(自己の悩みの特別視)。

(4)症状(悩み)を取り除きたいという強い意欲をもつ(症状克己の姿勢)。

(5)症状の内容が、通常の生活感情から連続的で、了解可能(了解可能性)。

Ⅱ．症状構成(とらわれ)の機制：A、Bの両者の基準を満たすことが必要である。

A．精神交互作用が認められること：注意と感覚(あるいは症状)の相互賦活による感覚(あるいは症状)の鮮明化と注意の固着、注意の狭窄という悪循環過程の把握。

B．思想の矛盾が認められること：(1)、(2)の基準を満たすことが必要である。

(1)症状除去の姿勢：この症状さえなかったら、自分は望むことができると考えること、あるいは不安、恐怖のまったくない状態を望んでいる。

(2)「こうありたい自分」と「患者自身が考えている現在のこうある自分」とのギャップに対する葛藤。

Ⅲ．性格特徴：A 内向性、弱力性の５項目、B 強迫性、強力性の５項目の基準のうち、それぞれ１項目以上の基準を満たすことが必要である。

A　内向性、弱力性

(1)内向性(自分の存在全体について、過度に内省し、劣等感をもつ)。

(2)心配性(細部にこだわり、なかなかそこから抜け出せない)。

(3)対人的傷つきやすさ、過敏性(些細な人の言動で傷つく、人の言動が気になる)。

(4)心気性(自分の身体や感覚に対して過敏となりやすい傾向)。

(5)受動的(イニシアティブを取れない、消極的、新しいことが苦手)。

B　強迫性、強力性

(1)完全欲(強迫的に完全にしないと気が済まない)。

(2)優越欲求(負けず嫌い)。

(3)自尊欲求(プライドが高い、自尊心が強い、人にちやほやされたい)。

(4)健康欲求(常に心身とも健康でありたい、全く不安のない状態を望む)。

(5)支配欲求(自分や周囲を自分の思いどおりにしたいという欲求が強い)。

また適応不安を強めていく。

その結果、悩みのことしか考えられない視野狭窄といった状態が生まれる（Ｃ２）。そして、この悩みは誰にも理解されない、自分だけの特別、特殊なもので、誰にもわかってもらえない、とひそかに苦悩するのである（Ｃ３）。これがまた悩む人たちの孤立感を強め、このように悩む自分を恥じたり、劣等感にさいなまれたりする。多くの人たちは、悩み始める頃は誰にも打ち明けられずに一人苦悩するのである。あるいは、それを周囲の人に気づかれないように、常に隠そうとする。それがまた苦悩を強める。


私はよくたとえ話として、溺れる人の話をする。

私たちは溺れそうになると何とかしようとあがき、水の中でもがいていく。ところがもがけばもがくほど、私たちは沈んでいく。これがとらわれている状態であり、反自然なあり方で、ここでいう逆三角形の自己のあり方である。つまり不自然な力が入りすぎているのであって、力が足りないのではない。

それをどうしようもないことと、もがくのを止めると自然に体が浮かんでいく。これがいわゆる自然体で、それには過剰な自己意識（「理想の自己」）を削る必要があるのである。

3　とらわれのメカニズム

精神交互作用

このメカニズムは、二つのレベルからなる。一つは森田が精神交互作用と呼んだもので、注意と感覚（あるいは心身の不調感、不安、抑うつなどの不快な感情反応など）の悪循環である。図3の注意と心身の不快な反応の悪循環である。

不安、恐怖、心配事、落ち込みに私たちの注意が魅せられたように引きつけられ、その不安、恐怖、心配事、落ち込みが強く、鮮明に感じられる。そのような経験が私たちを圧倒し、そのことしか考えられない状態となってしまう。

この悪循環の過程は内的なものだけでなく、現実の対人関係でも起こってくる。たとえば不登校の子どもと母親の関係には、しばしばこのような悪循環過程が見いだせる。

あるとき、子どもが何らかの不調を訴え、学校に行くのをぐずるようになる。母親は心配し、不安になって、学校に行かせようとさまざまな手段で介入する。そうすればするほど子どもは引きこもりがちとなり、お互いの関係が緊張関係に満ちたものとなる。

母親の注意は子どもの一挙手一投足に引きつけられ、そこでの些細な問題点に不安が賦活され、さらにまた子どもへの注意に引きつけられてしまう。そうなると母親は今や子どものことしか考えられず、それをどうにかしようと試みれば試みるほど事態は悪化する。

子どもにとっても、母親の注意が自分に固着するのは息苦しいものである。子どもも自分の不登校、あるいは逸脱行動についてやましく思い、母親がどう思っているのか、びくびくしている。それゆえ子どもの注意は母親の言動に引きつけられ、その反応を恐れ、それに縛られて、その結果また母親の言動に注意が向いてしまう。

お互いがお互いを縛り、相互にとらわれている状態であり、ある閉塞状況を作り出す。それがちょっとしたつまずきであった不登校を固着させ、悪化させ、時には子どもを退行的にさせたり、暴力を振るうようにさせたり、引きこもりを強化したりする。

母親の思いが、逆の結果を生んでしまうのである。これも対人関係における「とらわれ」である。

思想の矛盾――「べき」思考との関連から

もし不安、恐怖、心身の不快感が一過性で過ぎ去ってくれるならば、いずれそれらは忘れてしまえるだろう。しかしこのような逆三角形で生きてきた人たちは、その経験に圧倒され、それらはあってはならないもの、どうにかしなくてはならないものと思考し（「べき」思考）、何とかしなくてはと抗い、あるいは逃避する。Aさん、Bさんが陥っていた苦悩のあり方である。

それには二つの方向がある。一つは、自己の不快な心身の反応への「かくあってはならない」という「べき」思考であり、他は生活世界での関わり方へのシミュレーションである。Aさん、Bさんはネガティブなことにしか注意が向かず、それがまたAさん、Bさんを恐怖、落ち込みに追いやってしまう。観念の世界でのぐるぐる回りであり、それにまた生の欲望が奉仕しているような状態である。

このような自己意識のあり方（思考）が逆三角形の自己の構造である。

これは「理想の自己」（自己意識、とくに「べき」思考に規定されている自己意識）と「現実の自己」（身体・内的自然を含み、直接行動から世界に触れる自己）との抗争、葛藤として理解できる。あるいは「自己意識」（みずから）が「無意識」（おのずから）を受け入れられず、それと抗争し、葛藤している状態ともいえよう。しかもこれらは、同じものの異なった表現と理解されるものであり、一方の他方への否定は矛盾であり、これらが、「とらわれ」（悪循環）、繋驢桔を引き起こすのである。それは、理想の自己（かくあるべし自己）と現実の自己の相克とも理解できる。完全さ、負けず嫌い、自尊心、健康でありたい、能動性などの側面（理想の自己を表す側面）と内向性、傷つきやすさ、心配症、健康不安、受動性などの側面（現実の自己を表す側面）が調和できずに、抗争している状態である。

では、「とらわれ」はどのようにして打破されていくのだろうか。

Ⅵ　治療論の基礎

1　認識論――削ること

「削ること」とは

Ⅴ章では、とらわれと自己の構造を検討した。生活世界との同調性やそこでのダイナミックな関係を失い、肥大した自己意識の中でぐるぐる回り、悪循環（とらわれ）の中であがいているクライアント。その悪循環を打破するにはどうしたらよいだろうか。ここではその介入法の基礎を示し、次章でさらに介入の見取り図について述べることにする。

介入法の基本を明確にするには、自己の構造そのものが問われなければならない。すなわち、自己の構造の逆三角形を三角形に戻す作業こそ、治療者が行う森田療法の基本的介入であり、それがそのまま森田療法の欲望論、行為論に直結する。

治療者はクライアントをその生活世界に着地させ、そこに直接的に関与できるように援助する。それには原則的に二つのことが必要となる。一つは逆三角形の肥大した「理想の自己」（自己意識）を削ること、すなわち「べき」思考の修正、相対化、つまり引き算がまず必要となる。これは自己意識、なかでもその思考のあり方をめぐる治療的介入である。他は卑小化した身体、内的自然をふくらませる治療的介入である。中井久夫らは、その養生論を次のように述べる。

「養生」の包括的方法は、できるだけ有害な要素を除き、悪循環を発動させないようにし、生活を無理のないものにして、病いをもっとも後ぐされのない、もっともよい形で経過させることである。[1]

ここでは統合失調症を例に挙げながら、付随的・二次的有害要素を可能な限り引き算してそこに何が残るかを実践的に見なくては、その本質を軽々しくいうことはできないと、引き算の重要性を述べている。

森田療法は、自然に服従すること、つまり有害な要素を除き、悪循環の打破を目指す精神療法である。それは引き算を念頭に置いた介入法であることをまず指摘しておきたい。では、どのように引き算を行うのであろうか。

近藤章久は森田療法における経験を体得と呼び、それを(1)自我の無力性、(2)精神の流動性とその流動の相に内在する生成発展の向上欲、と要約する。「自我が打ち破られる」ことが必要であり、「事実を受け入れる他には仕方がない」のであり、「苦しみを苦しむと悟る」ことを体験せざるを得ない、と近藤は論じている。[2]

禅の立場からいえば、「知恵分別の惑乱を脱却して来い、そうすればもはや恐怖、不安、心配といった厄介なものに攻め立てられる余地はなくなってしまうのだ[3]」ということになる。それは自己意識の肥大と身体、内的自然の卑小化あるいは「べき」思考が優位となり、感情、欲望、そして行動がその思考の召使いになっている事態の解決法である。

では、森田療法ではこのような自己意識、なかでも「べき」思考をどのように理解し、それをどのように修正しようとするのだろうか。

否定（即非）の論理——事実の知り方

肥大した自己意識を「削ること」、引き算することの基本的理解に、東洋思想の中で見てきた否定の論理を挙げることができる。それは禅的にいえば、「知恵分別の惑乱を脱却」することである。鈴木大拙は、金剛経の禅の中心思想を、般若即非の論理として、また日本的霊性の論理であるとして、以下のように公式化する。

AはAだというのは、
AはAではない、
ゆえにAはAである。[4]

いわゆる科学的思考、原因と結果という因果律に慣れ親しんだ私たちには、何とも理解しがたい論理である。それについて鈴木はさらに解説を加える。

山を見れば山であるといい、川に向かえば川であるという。これが私たちの常識である。ところが般若系思想では、山は山でない、川は川でない、ゆえに山は山で、川は川であると、こういうことになるのである。……すべて私たちの言葉、観念、または概念というものは、そういうふうに、否定を媒介として初めて肯定に入るのが、ほんとうのものの見方だというのが、般若論理の性格である。

ここには禅の、そして東洋思想の、言語や思想に対する徹底した不信があり、通常の観念で世界を見ている限りは、ありのままの世界が認識できないと考えている。それゆえ否定から入らざるを得ない（「Ⅱ　自然論の展開」を参照のこと）。さらに鈴木は言う。

禅はこの論理を論理の形式で取り扱わない、そこに禅の特殊性がある。すなわち生死の問題などに対してはこういうのである。「君らのそう逃れたい生死なるものはどこにあるのか。離れたい繋縛はどこにあるのか。誰が君らを縛っているものがあるのか。誰が君らを動かさないようにしているのか」。……普通の常識がまず否定されて、その否定がまた否定されて、もとの肯定に帰るということは、まわり遠い話である。しかし私たちの意識は事実上この回り道をやらないと承知しないのである。

藍沢鎮雄は、この般若即非の論理と森田理論は全く同じであると言う。

禅では普通の言葉、常識、概念、論理といったものがまず否定される。しかも論理を論理で否定することはない。禅は論理を論理の形式で扱わない。……これを要するに、ユングの言葉でいえば「営々として築いて来た合理的知性」をまず否定する。否定を媒介として、初めて肯定に入るのが、本当の見方であるというのが、般若論理の基本である。森田療法理論も基本は全く同じである。[5]

そして森田の言葉を引用し、森田療法のAはAでないゆえに、Aだという論理を紹介している。

どうせ「はからう心」は、我々の心の自然であるから、その「はからう心」そのままである時に、すなわち「はからわぬ心」になるのである。[6]

しかしこれだけでは、森田療法がどのような思考、認識のあり方を求めていくのか、何のためにそのようなことを行うのか、そのような認識のプロセスから何が体験されるのか、不明である。またそれは、森田療法の治療的介入とどのような関係にあるのか、以下その点について検討を加える。

否定の論理と受容の促進(コントロールの断念と価値づけの否定)

小坂国継は『西洋の哲学・東洋の思想』で、一般に西欧では物を分けて考える傾向が顕著であるのに対して、東洋ではむしろ物を分けないで、一体不二なるものとして見ていこうとする傾向が強いと指摘する。自然はけっして精神の外にあるのではなく、対象は意識の外にあるのではない、精神即自然であり、意識即対象であるとする。[7]そして鈴木大拙の即非の論理を、一切のものを差別しないで、一体不二なるものとして見ていこうとする差別、平等的思考であるとして、この否定の論理について次のような解説を加えている。

思うに、もともと山というのは、丘や大地や海から切り離されて独立して存在しているものではなく、一つの分節されない全体の一要素につけた名称にすぎない。山や丘や大地や海がそれぞれ独立した実体としてあるのではない。あるのは相互に分別できない一つの全体である。したがって、山を他の要素と切り離して、それを独立した実体として考えるのは間違いである。そのように考えられた山は本来の山でない。そこで、「山は山でない」といわれるのである。「山は山でない」というときの「山」は、このような差別的な山を指している。差別相としての山である。しかし同時に、山というのは険しくそそり立ったものをいうのであって、丘や大地や海でもなく、やはり「山は山である」。それで、「山は山でない、それ故に山である」ことになる。要するに、この即非の論理は、一切のものを区別し差別する分別的思考を否定したものであり、無分別の分別を説いたものである。……「無分別の分別」というのは、単なる無分別をいうのではなく、無分別という分別のことであり、ものを分別しないのが最高の分別であるということである。

これだけではどのように森田療法に関係するのか、わかりにくい。あるクライアントの症状をめぐる思考の変容と否定の論理の関連について述べてみる。赤面恐怖と頭の左半分の強い麻痺感に苦しみ、森田の入院治療を受けた二十八歳の男性の経験である。[8]

「臥褥期に自分は頭の左半部が強く麻痺していて、ちょうど糊で張り固められた感じがある。……再び五、六日に至って、再び麻痺を強く感じて、注意はその方に集中するとともに、さらに病感を強めた。自分は次のような抗告さえ持ち出したくなった。この頭の麻痺を除かれない間は、病覚は除こうとしても除き得ない。」

このように強く頭の麻痺にとらわれている状態である。ところが起床後第二十三日目には、彼の思考は次のように変化する。

「頭の麻痺感は、そのことを思えば麻痺しているし、思わなければ何ともない。今はそんなことは、私にとって問題ではない。仕事や読書が億劫でないことが最も嬉しい。」

さてこれを否定の論理から見るとどうであろうか。

頭の麻痺感が麻痺感だというのは（麻痺感が本来の麻痺感であるというには）、

麻痺感は麻痺感でない（臥褥期の時に感じた強い病感を伴った麻痺感はそれを差別し、何とか取り除こうとする麻痺感で、それは本来の麻痺感ではない）、

（それを何の価値づけもしないで事実をそのまま受け入れたときに）麻痺感は麻痺感である（麻痺感を麻痺感として感じていき、それはそのときだけで流動していく）、

となる。

では、もっと普遍的な不安を否定の論理から理解するとどうなるだろうか。
不安が不安だというのは（不安が本来の不安であるというのは）、不安は不安でない（今までのように体験され、差別された不安は不安ではない。不安を観念的にあれこれと取り除こうとしてその不安に絡め取られている事態である）、（不安をありのままに受けとめ、感じたときに）ゆえに不安は不安である（本来の不安が不安となる。そこから不安を生かすこと、その背後の生きる欲望を感じることが可能となる）。

森田療法では、クライアントの自己意識が不快な心身の反応（ここでは麻痺感あるいは不安）を差別し、区別し、それを何とか取り除こうとする「べき」思考、つまり「理想の自己」のあり方を否定し、それを「削る」という介入を行う。それが「受容の促進」で、そこには二つの側面が見て取れる。一方は、自己の経験と抗争し、それを取り除こうとしないこと（コントロールの断念）であり、もう一方は、その経験をありのままに感じていくこと（価値づけの否定）である。
肥大した自己意識すなわち「理想の自己」を削り、そこでの「べき」思考（神経症的認知）を否定すること、つまり無力化、相対化することが森田療法の介入法の基本の一つとなる。それは森田療法の基本的治療原理、事実を知ること、それをありのままに体験することに直結する（「Ⅲ　森田療法の基本的枠組み」を参照のこと）。

私たちが感じる不安、恐怖と戦わず、差別化しないで、そのままに受容していくと不安、恐怖は異なった面をあらわにしてくる。すなわち今までのような差別化された不安、恐怖でなくなる。これは鈴木知準が「不安心即不安心、不安心は不安心だけでそれだけ、安心即安心、安心は安心だけでそれだけのそれっきりの心の態度」[9]と呼んだ経験である。これを「流動する経験」と呼んでおく。これは回復のプロセスでの重要な経験となる。

2　認識論と行為論、そして不問

「べき」思考の無力化と不問——認識論との関連から

森田療法の介入法として、伝統的には治療者の不問的態度が挙げられる。これを「削ること」と「ふくらますこと」との関連から検討してみる。まずは『神経衰弱及強迫観念の根治法』[8]にある森田自身の治療的介入から見てみよう。森田が初めて治癒に導くことができたある赤面恐怖のクライアントとのやりとりである。クライアントは治療の後半でもやはり細かいことに拘泥し、それを日記で訴えてくる。

「しかしやはり病は恐ろしい。間欠泉の様に一ヶ月中の幾日かは、赤面恐怖が激しくなるようである。注意してみると、髪の伸びた頃が最も頻度が強いようである。床屋に行くのが恐ろしいのに関係しているかもしれない。……そして煙草のことが気になった。先生からは何の返事もない。」

それに対して森田は「零細のことに拘泥する必要がないから、ことさらに返事をしなかった」とにべもない。さらに解説として「読者に対して一言する。これは不問療法といって、患者が些細な事を気にするのに対して、ことさらにこれを不問に付して拘泥を去らんとするものである」という。

「不問療法（介入法）」とは、「べき」思考に治療者が巻き込まれず、あえて不問とし、それを無力化していく介入法といえる。これが治療者の行う「削ること」である。そこには肥大した自己意識、「べき」思考に対する否定の論理（認識論）が働いていることは疑いないであろう。

それとともに重要なのは、その介入法と対になり、生活世界への踏み出し、そこでの行動的経験を促していく介入である。高良武久は「〈あるがまま〉が体現できれば、患者はすでに治療の本道に乗ったといってもよいであろう」とし、さらにあるがままの要点として次のように述べる。

「〈あるがまま〉の第一の要点は、症状あるいはそれに伴う苦悩、不安を素直に認め、……そのまま受け入れていくことである。第二の要点は、症状をそのまま受け入れながら、しかも患者が本来持っている生の欲望にのって建設的に行動することで、これが単なるあきらめと異なるところである。」[10]

そして、この苦悩をありのままに受け入れる作業は「削ること」と密接に関連し、それと対になって、生の欲望に乗って行動すること、つまり「ふくらますこと」へと連動する。つまり欲望は欲望とし、恐怖は恐怖として、本来の欲望の相即・対性を取り戻すことである。それはそのまま行為論、つまり具体的には「行動の変容」への介入に結びついていく。

「ふくらますこと」と不問——行為論との関係から

さらに行動への介入「ふくらますこと」と不問の関連を見ていこう。赤面恐怖で一九三一年（昭和六年）に森田の治療を受けた患者の入院経験を紹介する。

入院している間、先生からは一度も、話をするから集まれというような改まった講義はなかったのであります。先生の話は、現実にぶつかって、例えば庭に出られてそこにいた患者の作業ぶりにぶつかって、やむにやまれない気持ちから話が展開するのです。……ここでの生活は、入院するまでは思ってもみなかった生活であります。赤面恐怖に対する処置は何らしてもらえませんでした。頭痛に対しても何ら問題にしてくれませんでした。……私たちは朝早くから起き掃除をして、ご飯を炊き、便所の掃除をしたのであります。これは普通の家庭での雑用仕事ということになります。……ここでの生活には緊張感があります。……なんの思慮もなくただ体を動かしておるという作業ではありません。そのようなお使い根性というか形だけの働きぶりは直ちに見破られて、先生あるいは奥様からやりこめられます。かくして、いつの間にか私たちは、対人恐怖も頭痛も消え、時間を惜しみ、物の性を尽くすという時々刻々の心の働きに、人生の感激と喜びを味わうようになるのであります。[11]……

この描写に、森田の介入法の特徴がよく示されている。一つは、森田は赤面恐怖をそのまま扱わず、徹底的に不問とし、「べき」思考を無力化する。すなわち、否定の論理からなる「削ること」である。そしてそれと連動し、対にして、その時々の作業に取り組むよう厳しく助言する。クライアントの症状は、全く症状と関係ない作業に没頭することで変化し、消失するのである。つまり症状を扱わないで、症状を扱うのである。

しかもその作業、行動には、その時々の状況に入り込み、臨機応変に取り組むよう要請される。それとともに、「お使い根性」、つまり形だけの行動は厳しく戒められる。ここでの行動は、アフォーダンス理論が明らかにしたような行動のあり方である。そこでは当然あれこれ考えて、自分を縛っている「べき」思考は相対化され、次第に無力化されていくのである。

これは高良武久のいう「あるがまま」、すなわち症状はそのまま受け入れながら、クライアントが本来もっている生の欲望に乗って建設的に行動することを徹底したものともいえる。つまり不問とは、クライアントの肥大した自己意識を削り、そこでの「べき」思考を無力化していく治療者の介入法である。そしてこれは行動への介入、つまり生活世界への行動の促しと対になっている。そこに治療者の共感的支えがなければ、不問は不問とならず、単なる拒絶になってしまうのである。

3 認識論と行為論の関連について

「削ること」と「ふくらますこと」のダイナミズム

「削ること」は実際には、どのような形で精神療法の場面で出てくるだろうか。それと、「ふくらますこと」とどのような関係があるのだろうか。形外会でクライアントが述べたことを引用してみよう。

さて、私の病気が治って、その前と今とでは、すべて人生に対する態度が違ってきた。前には仕事をするにも、自分をよいものに見せようとする傾向があったが、今度は、重役の考えは、向こうの考えだから、自分でどうする事もできない。ただ自分はその仕事の目的の貫徹のために、一心にやるよりほかにしかたがない、という風になった。なんといってよいかわからぬが、ともかくも大なる力が出たような気がするのである。（行方氏の体験[12]）

前にはただ、自分の恥ずかしい・苦しい気持ちを取り直したり・とりつくろおうとしたりして、それに心が一杯で、ただ不可能の努力ばかりしていて、かえって動きの取れない事になりましたが、今はお陰様で、無理な考え方をやめ、次第に自然に従う事ができるようになり、心が楽になりつつあります。近頃はあれもこれもと、やりたい事が多くなり、竹山先生のお歌を見ると、自分もあんなに歌を作りたいという気持ちになります。（戸梶夫人の体験[13]）

行方氏はあれこれ他者の評価を気にし、恐れていたが、自分でどうすることもできない、とあきらめた。つまり、今までの「べき」思考が相対化されたときに、「大なる力」が湧いてきたのである。そして戸梶夫人も、苦しい気持ちを取り除くことをあきらめるというそれまでの「べき」思考の相対化から自然にやりたいことが自覚できるようになったのである。ここに、九鬼周造のいう諦念と意気、西田幾多郎のいう絶対受動と絶対能動のダイナミズムがみごとに語られている（Ⅱ章参照）。

藤田千尋は次のように述べる。

「どう努力しても、この苦しみを解くことはできない、いかなる方策も最早自分には残されていないし、この苦しみから最早逃れることはできない、というせっぱ詰まった感情的体験が、やがて一切のはからいを捨てて自己の心に任せるという心機一転の契機を準備するのである。[14]」

この自覚こそ、諦めであり、肥大した自己意識を削る作業である。それには必然的にそれまでの自己の否定という契機が含まれており、「べき」思考の無力化、あるいは修正がなされている。また、森田療法家はそのような方向での介入を行う。そして、自己意識による自己の不快な反応（身体・内的自然）への戦いを止め、つまりそれまでの自己意識を否定し、知的に、思考で格闘するのをあきらめることが、新しい経験を準備するのである。森田はこの間の事情を次のように説明する。

さて、憂と楽と、雨と晴れとは、自然の現象であるから、人為的にこれは何とも致し方はない。しかるに強いてこれを、いつも気楽に、いつも天気にしようとするには、外界を無視して、主観的に工夫するよりほかに仕方がない。……要するに人生は、苦は苦であり、楽は楽である。「柳は緑、花は紅」である。その「あるがまま」にあり、「自然に服従し、境遇に柔順である」のが真の道である。……憂鬱や絶望を面白くし、雨を晴天にし、緑を紅にしようとするのが、不可能の努力であって、世の中にこれ以上の苦痛な事はない。[15]

一つは能動的に、自分から勇気をつけてやる。空元気の付焼刃であるから、することが不自然となる。……第二の場合は、受動的にやむを得ずやる。即ち背水の陣である。この時は付焼刃でないから、自分は弱いものと覚悟して、自然であるから、談判にも擬勢がなくて、勝たなくとも、少なくとも負けはしない。この場合には、勝てば喜び、負けても当然の事として、がっかりする事はない。……すなわち「心は万鏡に随って転じ」喜ぶときは喜び、憂いは憂い、そのまま反応して、後に心が残らないから「無喜亦無憂」という事になるのである。[16]

自分で治そうとするほど、ますます悪くなる。神経質の症状の治ると治らないとの境は、苦痛をなくそう、逃れようとする間は、十年でも二十年でも治らぬが、苦痛はこれをどうする事も出来ぬ、しかたがないと知り分け、往生した時は、その日から治るのである。すなわち「逃げようとする」か「踏みとどまる」かが、治ると治らないの境である。[17]

（本来の）恐怖（A）が恐怖（A）であるには、それまで恐れていた恐怖（A）は恐怖（A）でない、という否定の論理、つまり削る作業がまず必要となる。そこから本来の恐怖が恐怖と、欲望が欲望となり、それが本来の流動性を取り戻すことを可能とする。人生で私たちが必ず出会う生老病死、あるいはさまざまな喪失を含む出来事への心身の反応を徹底して、「ただそれだけである」、「なんともほかにしかたがない」とあきらめ、価値づけせずに受け入れることから、とらわれを脱していけるのである。

そこから、生活世界に関わるときの豊かな感情の反応が見えてくる。ある人がこのときになって、初めて春の桜、初夏の花のにおいと美しさに気づいたと言った。つまり、生活世界のより直接的体験が可能となったのである。そこでまた、多様な感情に気づくことができるようになってきた。

それとともに、その背後に隠れていた欲望が見えてくる。それは欲望と恐怖の相即・対性であり、こうして私たちの経験の全体が次第に見えてくる。つまり世界が開ける感覚を持つのである。治療者が恐怖をありのまま受け入れるようにクライアントに介入し、次第にクライアント自身に受け入れられたときに、恐怖は恐怖でそれだけとなる。そしてクライアントの視野がスーッと広がり、自己の全体が感じられ、そこで自然な生の欲望の自覚が可能となる。

治療者は、クライアントの自己意識を「削る」介入を行い、それと連動してクライアントの生きる欲望を照らし出し、それを生活世界の行動に結びつける介入を行う。これが「ふくらます」介入である。これはより行為論に重心を移した介入法である。この介入を通して、治療者はクライアントに自己の不快な反応の受け入れと、それを操作することを断念するよう働きかけ、そこから主体的な生きる力を獲得するよう援助するのである。

「引き受けること」・「待つこと」と否定の論理

成田善弘は第十七回森田療法学会特別講演で、青年期患者治療における「抱える」ことと「差し戻す」ことについて述べた[18]。患者のなかで近年増えつつあるのは体験を内界に保持できにくい人たちであるとし、最近の精神分析は「抱える」(holding) 機能の重要性を強調していると指摘した。これは母親が子どもに対し、自分を自由に表現しその中で安心して遊ぶことができる心的空間を提供するような機能である。そして成田は、「抱える」ことは一方で限界を設定していることになり、他方でそこに安全な領域を作り保持していることになるという。患者が本来悩むべきことを自ら悩むことができるようにするには、治療者は外界に滲出してきた心的内容を患者の心の容器に差し戻さなくてはならない。成田が語っているのはいわゆる境界例の治療だが、この「抱える」機能の不全はとらわれた人たちにも見られる現象である。

この「抱える」機能は、否定の論理を成り立たせる上できわめて重要な役割を果たす。不快な心身の反応（ここで挙げた麻痺感、あるいは不安）を抱えることは、それを価値づけず、操作せず、そのまま共にいることである。つまりそれまでの「べき」思考が否定され、無力化されるというプロセスを必要とする。恐怖、不安、さまざまな不快な感情、そして心身の不快感など、私たちの自然なるものはどうすることもできないという「べき」思考の無力化と新しい思考のあり方は、それらの経験を自らのものとして「引き受ける」作業でもある。

さらにこの「引き受ける」作業は、そのままそれを保持し、放っておくという作業と直結する。森田療法で「待つ」ことの重要性を強調するのはこのためである。それは治療者がクライアントとともに行う治療的介入法である。そこから初めてクライアントは症状、苦悩、不安などが「流動する」経験をすることが可能となる。このことは、即非（否定）の論理のところで述べた二つの重要な自己意識のあり方、すなわち(1)コントロールの断念、(2)価値づけをしないこと、を基盤に可能となるものである。

しかも何度も強調しているように、このような「抱える」、「引き受ける」、「待つ」ことは、常に「ふくらます」作業と対で行う。そこで初めて「流動する」経験が確かなものとなる。

この二つの介入法、一方は思考に働きかけ、他方は行動に働きかけるが、それらが相まってクライアントの事実を知り、それを体験することを援助する。これが森田療法の基本的介入法であることはおわかりいただけたと思う。

介入法の原則――対であること

森田療法の介入法には二つの系列があることを明らかにした。一つは認識論（「削ること」）の系列で、「死の恐怖」の領域に「できないこと」で関わり、「受容の促進」という介入からなる。他は行為論（「ふくらますこと」）の系列で、欲望論と関連した行為論の領域に「できること」で関わり、「行動の変容」への介入からなる。

「受容の促進」とは、自己の構造との関連からいえば欲望の方向性をめぐっての介入であり、具体的には思考‐欲望（感情）という両者にまたがる。治療者は、クライアントが苦しい感情体験をあってはならないものと決めつけ、それを何とかしようとすることをあきらめ、受け入れることを目指して介入する。森田療法の介入はこれに基づいて行われ、それと対になって、行動‐欲望（感情）という両者にまたがる「行動の変容」への介入が存在し、行動を通してより直接的に生活世界と関わり、その関わりは「受容の促進」と密接に連動する。

「受容の促進」は肥大した「理想の自己」（「べき」思考／あるいは肥大した欲望）の修正を目指し、「行動の変容」は身体・内的自然と関連する行動の変化を目指していく。そして、これらは相互に深く関連し、森田療法の基本的テーマ、事実を知ること、それを体験することを目指している。

近藤喬一は、この事実の知り方について次のように指摘する。「私たちの文化にあっては、ものを考え、感じ、習得することと、語る、見る、聞くことのあいだはきわめて近い関係にある。私たちにとって、見たり聞いたり実際に行動したりすることや経験による習得は、単なる知的理解と比べるとより大きな意義を持つ」[19]とし、その知のあり方について西谷啓治の『宗教と非宗教の間』を引用して論じている。西谷は次のように述べる。

第一に、その知において自己自身が内から変えられていくといった場合、そこには「自己を知る」という意味が含まれている。自分自身が内から変わるという仕方での自覚、そういう仕方でのみ得られる自覚というものがそこにある。……第二にまた、その知は広い意味での行い、すなわち何かを実際に身体的になすということと結びついて成立する。……つまり「知行同一」としての知であり行いである。[20]

ここでの行とは、生活世界に直接関与すること、そのような行動のあり方で、そこでの経験がその人の自己意識と思考の変化と密接に関連するというのである。そして人生のさまざまな出来事への関わりを通して会得する知、行動を通して得られる直接体験が、その会得の過程を通して、同時に思考に結びつき、そこから自己の構造を変えていくという経験のあり方である。つまり、「受容の促進」と「行動の変容」の介入法が対であるということは、知行同一という知や行のあり方そのものである。それらは常にダイナミックに関連して、変化していく。

中村敬は、認知行動療法と森田療法の認知の修正方法の違いについて次のように述べる。認知行動療法はクライアントの認知の妥当性について合理的に検証するが、森田療法ではクライアントの体験によって自然にもたらされた認知を治療者が跡づけ、強化するボトムアップ方法を重視する。[21]そこでは、感じから出発する「行動の変容」を促す介入法によって、直接体験による「べき」思考の修正がなされ、それがまた新たな行動による直接体験を引き起こすというダイナミズムが存在する。

このように森田療法の介入法は必ず対となり、患者の自己意識と無意識、あるいは自己意識と身体・内的自然の両者に働きかけていく。これが対であることは、すなわちクライアントの自己そのもの、その全体に働きかける介入法である、ともいえる。それがこの精神療法のわかりづらさとも、すごみともなる。

VII　森田療法の介入法――治療の見取り図

1　事実を知ること・経験すること

認識論(「削ること」)をめぐって――「できないこと」と「受容の促進」

すでに述べたように、森田療法では、逆三角形の自己の構造を本来の自然なあり方、つまり三角形に戻す介入を行う。そこで取り組むテーマは「事実を知ること・経験すること」である。では、どのような介入を行うのか、具体的に説明することにしよう。

次頁の図4は、逆三角形の自己の構造と介入の基本を描いたものである。上から自己意識、身体、内的自然とあり、「受容の促進」、「行動の変容」という介入によって、上の「できないこと」が「自己意識」すなわち理想の自己から削られる。一方、下では「できること」に応じる形で、「身体・内的自然」を「ふくらます」介入が生活世界での行動を通じて行われる。「現実の自己」は自己意識の一部と身体・内的自然を含み、生活世界と直接関係をもつ自己である。

とらわれた状態にあると、卑小化した「現実の自己」は死の恐怖に圧倒され、生の欲望はそれを取り除こうとする「理想の自己」(「べき」思考)の奉仕者になっている。すなわち、本来生活世界に向かうはずの注意は、死の恐怖に代表される自己の苦悩に固着している。

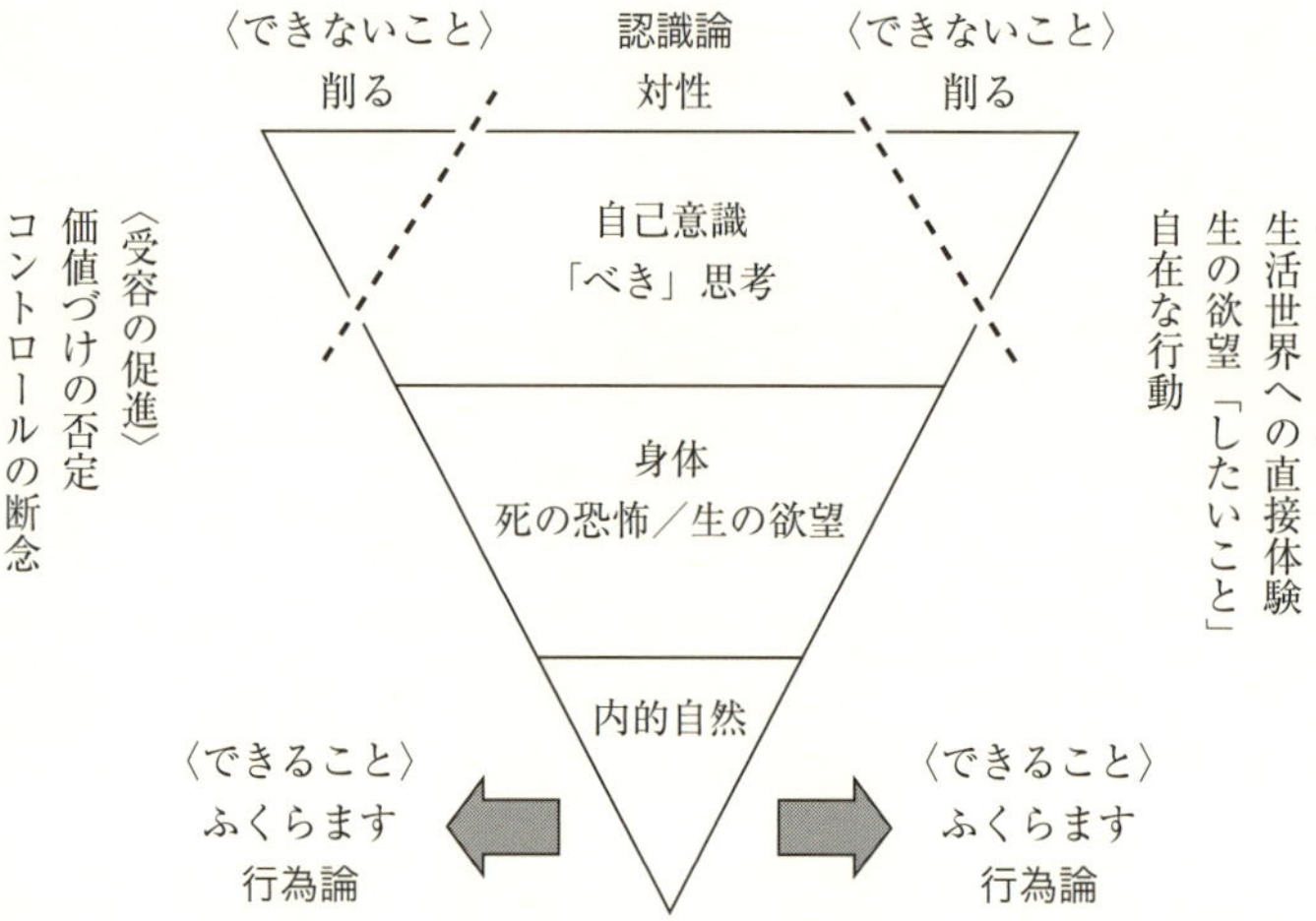

［図４］森田療法の技法の位置づけ　技法の原則：対であること

悩むというのは、「できないこと」をしようと抗い、「できること」に取り組んでいない状態である。森田療法の介入は、「できないこと」と「できること」を切り分けることから始める。森田療法では「できないこと」と「削ること」、「できること」と「ふくらますこと」の一対が、事実を知り経験するための基本的介入法となる。

「できないこと」、「削ること」の治療的操作を図に即して説明しよう。「できないこと」とは、私たちの無意識、すなわち身体感覚、感情や欲望の経験（現実の自己／内的自然）、現実や他者などを「思うがまま」に操作することである。それは人生の経験でいえば、生きること、老いること、病、死とそれに伴うさまざまな苦悩をあってはならないことと決めつけ、操作しようとすることである。そのこと自体が私たちの苦悩の源泉であり、ここでは「死の恐怖」を生老病死の象徴として理解する。それは自然なもので、私たちが操作することはできない。そして、「できないこと」につながる形で「受容の促進」を置く。治療者は、経験をありのままに受け入れることができるようにクライアントに働きかける。「削ること」という治療的介入の主たるテーマが「受容の促進」である。すでに述べたように、「受容の促進」には即非の論理、否定の論理から導き出される二つの方向性がある。一つは、私たちが経験を価値づけることの否定であり、苦悩をありのままに受け入れることにつながる。もう一つは、操作することの断念、つまりコントロールの断念で、そのまま引き受けていくことでもある。森田療法の「受容の促進」では、その人のあり方を厳しく問い、この二つの点からその修正を迫っていく。

逆三角形の自己の構造では、「べき」思考（かくあらねばならない）がその時々の感情体験、欲望、そして行動に対して優位となり、そのような方向でしか生活世界と関わることができなくなっている。したがって、「受容の促進」には、必然的にそのような価値づけを否定しコントロールを断念すること、すなわち肥大した「理想の自己」を「削ること」が必須となる。苦悩を苦悩しまいと苦悩する、それを何とか取り除こう、そこから逃げようとするととらわれに陥り、繋《け》驢《ろ》桔《けつ》といった蟻地獄のような観念のぐるぐる回りに落ちこんでしまう。

このような状態は、即非の論理で見たように「苦悩は苦悩でない」という自己意識の転換が起こると、どのように変化するだろうか。苦悩とは自己を縛り、それを何とかしようとしてきた苦悩ではない、それは苦悩であるが、私たちが生きるに当たって避けがたいものである。私たちにはどうすることもできない、という新しい思考がもたらされる。それは「できないこと」としてあきらめ、受け入れていくことである。これが森田療法の中核の一つである。また、これが東洋における事実の知り方、体験の仕方の特徴であることはすでに論じてきた。それが受け入れられてくると、世界は別の局面を迎え、「ふくらますこと」と深く関係していく。

行為論(「ふくらますこと」)をめぐって

「できること」と「行動の変容」

治療者は、生活世界を舞台に「受容の促進」と対にして、卑小化し、周囲との同調性を失っている身体・内的自然を含む「現実の自己」を「ふくらますこと」を行う。これもまた、「削ること」とともに森田療法の基本的な介入法で、一方では観念の世界でぐるぐる回っているクライアントの肥大した自己意識を削り、他方では逆三角形の下部を「ふくらますこと」によって、生活世界にゆっくり着地させるようにするのである。

「できること」の実際的な治療操作は、治療者による「行動の変容」への介入である。この操作の原則は生活世界への直接的な経験を促すことで、治療者はクライアントに、予見なく生活世界に直接的に関わるように促していく。心に何か浮かんだら、そのままスーッと動いて生活世界に関わり、そしてそこでの感じを高め、感じから出発していくのである。この系列は行為論のところで述べたように、アフォーダンス理論にも深く関連し、逆三角形の卑小化した現実の自己をふくらます介入法となる。それは当然のことながら、行動と生の欲望を結びつけ、生活世界でその発揮を促す介入法ともいえる。

「行動の変容」への介入の原則

「行動の変容」の基本は、次のようなことである。森田療法ではアフォーダンス理論を臨床の知、あるいは実践の知として生かしていく。

ここで修養の第一の出発点は、物事に対する「感じ」を高めて行く事である。我々は、見るもの・聞くもの何かにつけて、ちょっと心をとめていれば、必ず何かの「感じ」が起こる。かりそめにも、これにちょっと手を出しさえすれは、そこに感じが高まり、疑問や工夫が起こって、興味がわく。これを押し進めて行けば、そこにいくらでも、進歩がある。これと反対のものは「感じ」に対する理屈である。注意せねばならぬ・誠実であれ・努力し・忍受すべし・とかいう抽象的の文句をもって、自分の心の働きを制御しようとする事である。この時には、いたずらに心の不可能の努力のために、物に対して起こる自然の感じは、一切閉塞して、心の発展進歩は、なくなってしまうのである。[1]

森田は物事がよくわかった人だとつくづく思う。この逆三角形を三角形に変えていくためには、「こうあるべき」、「こうあらねばならない」と自己自身を縛り、肥大した自己意識（「べき」思考、「理想の自己」）を削る作業と連動して、「現実の自己」（身体・内的自然を含むもの）をふくらます取り組みが必要になる。

ここでⅣ章のうつ病者の行動について思い出してほしい。彼は受験など自分で計画し、それに基づいて努力して、行動することは得意だった。しかしそれが直接的に人と関わり、そこでの臨機応変さを求められるとたちどころに行き詰まった。

常に彼は仕事の課題を書き出し、それに優先順位をつけ、それを一つ一つつぶしていったのである。しかしその途中でさまざまな新しい課題が出現し、それをしっかりとこなそうと頑張っているうちに、仕事が飛躍的に増えてきた。苦手の上司に文句を言われることを恐れ、一人で抱え込んでいくうちに、心身の不調感を覚え、やがてうつ状態に落ちこんだ。

面談を続けていくうちに、人の評価よりもその時々の目の前の仕事に没頭してみること、人にどう言われようと刻々変わる状況に合わせて、できることをその場その場で臨機応変にしていくことを何回となく仕事の場で練習していき、それをその時々の面接で取り上げていった。

仕事に没頭すること、そして身近にいる上司もその仕事を遂行するための資源としてつかみ取り、そのつど話し合いながら仕事を進めていくよう助言した。それとともに、仕事は仕事と割り切り、自分の私生活をふくらまし、そこでの切り換えをしてみるようにも勧めた。仕事を遂行するためには上司にも「それは違うと思う」とアッサリと言えるようになり、それを後まで引きずることも次第になくなってきた。それまでの仕事をやらされているという感じから、自分が能動的に仕事に取り組んでいる、その時々で臨機応変に対応できるという感覚をつかめるようになって、うつ病再発のリスクは減ってきた。

行動のコツ――物の性を尽くす

森田の言葉を借りれば、行動のコツとは次のようなものである。

「それはもとより純なる心である。自然の感じである。それは庭の犬糞なり、台所の洗い残りの皿など、静かに見つめていれば、そのままに捨てて置く事ができなくなるのである。[2]」

「禅では、仕事に熱中する事を、遊戯《ゆうげ》三昧《ざんまい》といってある。三昧とは、『なりきっている』という事であろうと思う。私はこれを『物そのものになる』という。診察をすれば、なんとか適切に治したい。風呂焚きをすれば、ごみをうまく整理して上手に焚き、一同に滞りなく風呂に入らせたいと思い、この原稿を書けば、なるたけ人に読みやすく、理解しやすく直ちに有効になるようにと、一心不乱になる。これが三昧である。子供が砂いじりをしたり、積み木をしたりする心持ちと同様である。[3]」

「中庸に『物の性を尽くす』という事がある。すべて物の持つ働き・値打ちをベストに発揮させる事です。……このような関係から、遊び事と仕事とが一如になって、当然、精神が集中するようになり、決して『お使い根性』や、気まぐれの申し訳の仕事にはならない。[4]」

これが感じから出発し、物そのものになりきる心の態度である。それには「理想の自己」、あるいは「かくあるべし」という、自己を縛っている「べき」思考を削る介入が必要となる。この「理想の自己」を削る介入と連動しない限り、感じを高め、感じから出発することはできないのである。生活世界に何の予見もなくそのまま身体をもっていき、そこでの情報をピックアップ（抽出）し、それがまた新たな行動を生み出していく。佐々木正人によれば、ここでは「行動を作り出している情報が行動をコントロールしている」[5]のである。治療者は、クライアントの思考と行動に介入し、その「べき」思考を削り、クライアントが生活世界に直接関われるように援助する。そして治療者は「べき」思考の相対化を試み、事実を知るための思考、「自然に服従し、環境に従順なれ」、つまり自己の自然なるもの、そして現実、現実の自己をありのままに受け入れられるように働きかけていく。

それによって自己意識は柔軟、自在になり、身体・内的自然が生活世界との同調性を取り戻した状態となる。つまり、世界への関わりが自己意識と行動の変化を通して直接的となるわけで、それなくして森田のいう「純な心」は発揮されないのである。

生活世界とは——作業と関係

作業と他者との関係

今まで「生活世界」という言葉を使ってきた。それを精神療法の舞台として使う場合、二つの要因を考えてみると理解しやすい。一つは、すでにここまでの記述からわかるように、作業である。単なる作業でなく、私たちの日常生活の基盤となる働くこと、活動することであり、そこには仕事、学業、家事など、生活の営み全体を含む。この作業への取り組み方についてはすでに論じたので、ここではそれと連動する他者との関わりについて述べていこう。

生活世界には、他者との関係、対人関係が当然含まれる。とくに重要な情緒的なつながりをもつ他者（対象）との関係と、そこでの感情経験が重要になる。森田療法家は、生活世界への関わり方と行き詰まりからクライアントの病理（不自然さ）を見いだし、その関わりの修正を通してクライアントの変化を援助する。これらは次のように公式化できる。

とらわれている人は「べき」思考に縛られ、「理想の自己」が優位な人たちである。最初から完全でなくてはならない（「べき」思考／「理想の自己」）と決めつけ、それを求めていくと、常に「現実の自己」に対して、不全感、不完全感をもたざるを得ない。そして仕事では常に完全さを求め、自分をもっと、もっとと追い込んでしまう。そうすればするほど、些細な不完全さが気になり、それをなんとかしなくてはならない（「べき」思考）ととらわれてしまう。結果として仕事は進まず、重要なポイントを見逃してしまう結果ともなる。最初から完璧な仕事、作業はあり得ないのである。仕事、作業とは常に生活世界と密接に連動しながら、常に修正され、ダイナミックな変化をしていくものである。

森田療法では今まで、治療戦略的にもこの作業の部分にとくに注意を払い、重要な他者（対象）との関係については等閑視してきた。Ⅵ章に示した森田の入院患者に対する作業の指導と不問的態度を想起すると、この間の事情はよくわかると思う。

しかし言うまでもないが、生活世界では他者との関わりもきわめて重要である。自己の構造が不安定になればなるほど、他者からの承認を求める。「現実の自己」はそのような他者の一挙一動に一喜一憂し、拒絶されることへの不安を強く感じてしまう。そして自分を殺し、相手に合わせようとする。つまりそのようにして他者への承認を追い求め、それが現実に拒絶される不安を駆り立てる。

しかもこの二つは密接に連動し、仕事での不完全さ、不全感が他者への承認を求める気持ちを強め、そこから拒絶される不安が生まれ、それがまた作業面でもっと完全にと自分を追いつめ、「べき」思考（理想の自己）を強めてしまう。そうなるとまた自己の不全感が強まり、それが他者の承認を得ようと駆り立てる。仕事（活動）と他者をめぐる悪循環がここにも見いだされる。[6]

たとえばAさんは、常に不潔なもやもやした感じを流せるようになる頃に、仕事への完全さを求めるこだわり傾向が見いだせるようになってきた。それは当然不全感をもたらし、そのことは本人が重要と思っている仕事上の上司の動向に敏感になり、その言動に気分が揺れるようになった。

そこで、他者の評価は仕方がないもの、まずは仕事に入り込むこと、その延長で必要に応じて上司とのコミュニケーションを行うこと、と助言していった。このことはAさんにとっても納得のいくことで、次第に仕事そのものに没頭できるようになるとともに、上司との関係も距離がとれ、楽になってきた。

Bさんはわかりやすい例である。Bさんは、友人そして母親などの一挙一動に左右され、他者の承認を求め、その関係では自分を殺して相手に合わせていた。そして他者の言動に敏感になり、またそのような自分がとてもいやだった。しかし他者の言動に敏感になればなるほど、他者の言動に傷つき、それを思い出しては落ちこんでしまう。また、他者と会うときには前もってあれこれシミュレーションしてしまい、それだけで疲れ果ててしまった。そして現実の活動、すなわち作業がほとんどできない状態であった。

私の助言は、他者とのコミュニケーションをとりあえず棚上げすることであった。そして他者の思惑はどうしようもないもの、そのような悩みと全く関係のない、自分の心に浮かんだ「〜したいこと」（生の欲望）を発見し、それに取り組むこと、つまり日常の仕事、活動に取り組むよう助言した。Bさんは幸いデザインや体を動かすこと、そして料理が好きだったので、それに取り組んでいった。そういう作業ができるようになるとともに、人の思惑や受け入れてもらうことについて、「これはどうにもならないもの」と放っておけるようになり、それが逆にBさんの対人関係に距離感をもたらし、安定的となった。

介入の原則

すでにおわかりのように、森田療法における介入の原則は他者への関わりよりもまず作業への取り組み方を優先し、そこに介入していくことである。つまり「できること」に働きかけ、それをふくらませていく作業、「行動の変容」への働きかけである。それと同時に他者との関係、そこでの情緒的経験はそのままありのままに受け入れるように治療者は働きかける。他者そのもの、他者の承認・思惑・評価は自分にはどうしようもないもの、どうにもできないものという考え方、認識を育てていくように援助する。それとともに、他者との関係に伴って生じる感情、それが憎しみ、怒り、拒絶される不安であっても、それをそのまま何の価値づけもせず、操作せず、ありのままに受け入れていくように勧める。これが「受容の促進」である。

さらに、そうした感情の特性、愛や憎しみ、依存（あるいは見捨てられる不安）と怒りなどの両義性について、それ自体が自然であり、それを受け入れていく作業が成長することである、という介入を行う。それは価値づけの否定であり、それらをコントロールしないこと、断念して受け入れる「受容の促進」である。つまり仕事（活動）も、他者への関わりは常に不完全で、流動的なものであるという介入を通して、「削ること」・「受容の促進」を行うとともに、生活世界に、仕事・活動を通した直接的経験に、「ふくらますこと」・「行動の変容」の介入を行う。

外来森田療法とは――森田療法の構成要素をめぐって

では、ここで取り出した森田療法の二つの中核的介入法と、今まで言われてきた外来森田療法の介入法は、どのような関係にあるのだろうか。外来森田療法は、入院のような治療システムをもたない対話型の精神療法であり、これについてはすでに少なからぬ経験が発表されている。それらの共通項を取り出したものとして、日本森田療法学会には外来森田療法に携わる治療者のコンセンサスである「外来森田療法のガイドライン」がある。[7]

これは日本森田療法学会の中心的なメンバー一〇二名にアンケート調査し、五六の有効回答から共通項を抽出し、「外来森田療法の標準化に関する委員会」でまとめたものである。それらについて簡単に説明する。

外来森田療法の基本的構成要素として、「感情の自覚と受容の促進」、「生の欲望の発見と賦活」、「悪循環の明確化」、「行動指導」、「生活の見直し」の五つが挙げられる。

(1)感情の自覚と受容を促す
自己の感情をあるがままに受け入れることができるようクライアントの自覚と受容を促せるように、さまざまな働きかけを行う。これが「受容の促進」に該当する。
(2)生の欲望を発見し賦活する
クライアントの不安や恐怖、あるいは症状の裏にある健康な欲望を照らし出し、発見させ、発展させるような働きかけも森田療法の根幹である。外来治療では、治療者との対話の中からクライアントが自らの欲望を自覚することが主な手立てになる。これが「行動の変容」である。
(3)悪循環を明確にする
森田療法では、神経症症状の発展機制として、とらわれ（悪循環——「精神交互作用」と「思想の矛盾」）に着目する。治療導入の際にも、導入の後にも、クライアントの体験に即して悪循環の機制を繰り返し明らかにすることが重要である。これは次章で述べるが、森田療法における枠組み作り《リフレイミング》であり、不自然なあり方を抽出し、それをクライアントと共有する介入法である。
(4)建設的な行動を指導する
悪循環を明確にした上で、治療者はクライアントの生の欲望を建設的な行動に結びつけるよう促していく。治療者がクライアントに行動を指示するのではなく、クライアント自らが、あるいはクライアントと治療者が相談して具体的な行動課題を見いだすことが原則である。これは「行動の変容」に該当する。
(5)行動や生活のパターンを見直す

クライアントが行動を広げようとするとき、「かくあるべし」の姿勢（思想の矛盾）が明るみに上ってくることが多い。このようなパターンを具体的に指摘し、「かくあるべし」を脱して「かくある事実に従って臨機応変に対処する」よう助言していくことは、自己受容につながっていく。これは「受容の促進」と「行動の変容」を促す介入法である。

これは外来森田療法の基本的な構成要素で、その定義ともいえる。

治療の実践では、それらがどのような関係にあり、クライアントにどのようなな変化を引き起こすのかが問われなければならない。

私が考える森田療法の基本的構成要素は、「悪循環を明確にする」（不自然なあり方の抽出）、「感情の自覚と受容を促す」（受容の促進）、「生の欲望を発見し賦活する」（行動の変容）の三つである。本書で展開してきたように、悩む人たちは肥大した自己意識の中で観念的なとらわれ、つまり認知と感情、そして行動がぐるぐると回る悪循環に落ちこんでいる。そこではクライアントの経験は生活世界から遊離し、生きる実感が失われている。しかもそれを何とかしようとするが、そうすればするほど、その悪循環が蟻地獄のように深まっていく。

森田療法の介入法とは、観念の中で悪戦苦闘しているクライアントを生活世界に着地させ、そこで本来の自然な生き方を掴めるように援助することである。その治療の基本の一つが「削ること」で、そこでは「受容の促進」（感情の自覚と受容、さらにいえば現実、他者、そして現実の自己の受容）への介入法が中心となる。

もう一つは「ふくらますこと」で、治療者は「行動の変容」（生活世界への直接体験と、生の欲望の発見と発揮）への介入を行う。

「建設的な行動を指導する」、「行動や生活のパターンを見直す」は「行動の変容」の具体的な介入法である。ただし、「建設的な行動」という言葉は誤解を招きやすいので、注意を要する。森田療法での行為論は計画的で、価値的なものでなく、より自在なものである。

森田療法では介入法が常に対になっており、その基本は「理想の自己」や「べき」思考を「削ること」と、「現実の自己」（身体・内的自然）を「ふくらますこと」からなる。それらは一方だけでは成り立たず、常に対である。削る作業がなければふくらます作業も成り立たず、その逆も真で、それらは密接に関係しながらクライアントの変化を引き起こしていく。このダイナミックな関係を見落とすと、外来森田療法の実践が表面的なものになり、形を変えた認知療法、あるいは行動療法にもなってしまう。

2　治療の段階

部分から全体へ

外来森田療法は入院と違い、その時々の変化のプロセスがわかりやすく、またある程度時間がかかるものである。私たちは、クライアントは入院森田療法でも一気に転回するのでなく、そこには少なくとも二つの段階があることを見いだした。[8] 最初の段階は症状をめぐって進み、それから自己のあり方をめぐって治療は進んでいく。これは外来森田療法でも、基本的には変わらないと考えられる。

諸家の見解もその大枠は変わらないが、治療導入、前期、中期、後期、あるいは前期と後期と分けるのが実際的であろう。[9] ここでは治療の段階を取り扱うテーマに沿って、治療導入、第一段階（前期／症状をめぐって）、行き詰まりの時期、第二段階（後期／自己をめぐって）、そして実存的段階（自在な生き方をつかむ時期）に分けて見る。この区分はけっして決定的なものでなく、またこれらはクライアントによって異なり、しばしば重なって出現する。

治療導入では、いわゆる見立て、つまり森田療法という精神療法の対象となるかどうか、そしてクライアントの今までの人生をどのように理解するか、そこでの自己の構造はどのように理解できるのか、治療に当たって協力してもらえる資源、つまり家族、会社、その他のその人の住む生活世界の状況はどのようなものか、親との葛藤はどの程度あるのか、クライアントに備わる健康の力――最近ではレジリアンス（反発力）、ストレングス（健康な力）と呼ばれる力――はどの程度のものか、など見立てていく。それとともに、森田療法で重要な介入法は悪循環の把握と共有である。

同時に治療の大筋を示し、クライアントの同意を得て治療はスタートする。そして、最初は症状をめぐり行きつ戻りつしながら、治療は進む。これが第一段階（治療前期）である。

クライアントの関与する生活世界が広がるにつれて、しばしば行き詰まりの時期を迎え、そこでは「べき」思考、あるいは家族葛藤をどう扱うか、が治療のテーマとなる。そして次第に自己の生き方、あるいは現実、他者、現実の自己をどのように受け入れていくのか、生活世界への直接的な関わりをどのように行うのか、などをめぐって治療が進んでいく。これが第二段階（治療後期）で、そこでは多様で不確定な生活世界にどのように関わるのかが、つまり自己の生き方そのものが、テーマとなる。

こうして次第に生活世界に密接に関与することが可能となり、面接は自己の変化と「治ること」を明らかにしながら、終了に向かっていく。少数例ではさらに実存的段階まで進む場合があるが、これはむしろ特殊な例で、人生上の出来事やライフサイクル、とくに中年期から老年期と深く関連している。ここではそのような区分を用いて、治療の実際を述べることにしよう。

第一段階＝症状への関わりと流動する経験（治療前期／部分）

治療前期は症状への関わり、つまり悪循環（とらわれ）という部分の対応から始まる。この問題をめぐって治療の前期から中期は進んでいく。ここで取り組む治療のテーマは、「流動する経験」である。この段階では、クライアントの自己意識（「べき」思考）は自己の不快な心身の反応を何とかしなくてはと格闘し、欲望や行動はその召使いになっている。

この悪循環の打破の最初のステップは「受容の促進」である。この段階の介入法の中核は、Ⅴ章のとらわれの構造（図3）に基づいたものとなる。一つの方向は、「べき」思考の修正、つまり心身の不快な反応をありのままに受け入れ（価値づけの否定）、それを何とか取り除こうとするのを断念すること（コントロールの断念）である。

そしてもう一つの方向は、生活世界での関わりのなかで、こうなるに違いない、こうなったらどうしようとシミュレートし、予想してしまうような「べき」思考への介入である。そのぐるぐる回る考えを放っておき、仕方ないことと棚上げし、注意を外に向けて、とりあえず生活世界に踏み出すのを援助する。

これは「受容の促進」と、直接的な生活世界に踏み出すこと（行動の変容）への対になった介入である。これが治療前期の「削ること」の介入であり、森田療法の「受容の促進」への介入法がもつ厳しさである。

それと対になって、「行動の変容」へと介入を行う。ここで治療者が行う介入法の中核は、「生活世界の直接体験」と「欲望と行動をつなぐ」からなる。「生活世界の直接体験」への介入法としては、「注意の外向化」、「行動への踏み出し（スーッと動くこと）」、「できることから始める」である。また「欲望と行動をつなぐ」とは、治療者がクライアントと一緒に「～したいこと」を発見し、それを生活世界の行動に結びつけること（発揮）からなる。この二つはしばしば分けがたく、「生活世界の直接体験」が「生の欲望」の発見を容易にし、また、それが「生活世界の直接体験」を促すという関係にある。

治療者はそこでの経験を面接や日記で明確化し、「受容の促進」に連動させていく。そしてこのような介入から、クライアントが永遠に続くと思っていた苦悩も実は「流動する」ことに気づき、それを生活世界で経験できるように援助する。悪循環が和らぎ、不快な心身の反応は流動するものであることを知ると、クライアントは視野狭窄から脱し、世界が広がり、苦悩が流動する経験をする。そして、生き生きとした自然、感情、欲望が感じられ、実際に行動の変容を通して、生活する世界が広がってくる。

ここで治療が終了する場合もあるが、多くのクライアントはこのまま治ることに結びついてはいかない。治療は行き詰まり、そこでクライアントの「理想の自己」、「べき」思考が生活世界への関わり方としてより明確になってくる。それとともにしばしば症状へのとらわれ（悪循環）に後戻りし、再び初心に帰って「行動の変容」と「受容の促進」に改めて取り組んでいくことが必要となる。生活世界が広がるとともに、治療には「行き詰まり」、「ゆれ」が出現するようになる。

行き詰まりの時期＝生活世界の広がりとゆれ

多くの治療者、あるいは悩んでいる本人も気づいているように、自己の不快な経験を受け入れるのはきわめて困難な作業である。「行動の変容」に治療者が働きかけ、クライアントが踏み出すことによって生活世界が次第に広がっていくと、必ずと言ってよいほどそこで行き詰まる。とらわれの構造で明らかにしたように、そこにはクライアントの「べき」思考が深く関わっており、それが次第に明らかになっていく。「受け入れたい」vs「受け入れられない」、あるいは「直接経験をしなくては……」vs「できない」／「回避してしまう」などの狭間で揺れ、クライアントは行き詰まる。どうしても悪循環に陥ってしまい、苦悩する。また、必ずと言ってよいが、それまで避けていた生活世界に踏み出すときに、どうしてもシミュレーションが始まり、心身が緊張し、そして症状が出現し、それにまた注意が引きつけられ、ぐるぐる回る観念の中で苦しんでいく。

治療者は、この治療のプロセスである「行き詰まり」と「ゆれ」を、必要なことと共感的に理解する臨床的センスが必須である。

ここでの治療者の対応の原則は、(1)クライアントが置かれている生活世界への関わりを一緒に検討する、(2)クライアントが「べき」思考で縛られていることに気づくよう介入する（受容の促進）、(3)

生活世界への関わりに介入し、より柔軟な行動をとれるように援助する（行動の変容）。

それとともに治療的関係で重要なことは、(1)治療者自身がクライアントを「べき」思考で縛っていないかどうか、クライアントに見合った治療の速度、設定を行っているか、もう一度見直すこと、(2)治療の行き詰まりをクライアントに伝え、それを乗り越える方策を率直に話し合うことである。

面接では次第に、「現実の自己」とは、他者とは、そして自分を縛っている「理想の自己」（「べき」思考）とは、というテーマが浮かび上がってくる。治療の中でそのような話題が増えてくる。つまり、この「ゆれ」と「行き詰まり」を通して、治療のテーマは「自己のあり方」をめぐって変化していく。この行き詰まりが、治療的には大きなチャンスとなるのである。

第二段階＝自己のあり方をめぐって（治療後期）

「べき」思考の相対化と行動の変容

治療後期では、ゆれと行き詰まりを扱いながら、次第に自己をめぐる問題へと、すなわち全体の問題へと進んでいく。ここで精神療法は、より個別的な取り組みを要請される。

世界の広がりとそこへの関わりから、次第にクライアントの「べき」思考があらわになってくる。治療者が取り組むテーマは、クライアントの「べき」思考への自覚を促し、その相対化、無力化を試み、そして「欲望と恐怖」をありのままに感じ、「現実の自己」をそのまま受け入れるように援助することである。

自己と現実を縛る「べき」思考のあり方に対して、「受容の促進」の介入を行う。この段階での「受容の促進」の中核として、生活世界での仕事との関わり、他者との関係を取り上げていく。そこで仕事・作業に完全さを求め、さらに他者への承認を求める「理想の自己」（「べき」思考）のあり方を明らかにし（次頁図5）、それを修正するように介入する。そして不完全で、他者からの拒絶を恐れ、はらはらびくびくする「現実の自己」をありのままに受け入れられるように援助していく。

同時に治療者はクライアントの生活世界の直接的関わりを促進し、そこでの身体・内的自然を「ふくらますこと」こと、すなわち「行動の変容」への介入を行う。ここでも治療者は肥大した自己意識（「べき」思考）への介入と密接に連動して、生活世界への直接的関わりを援助する。この段階での「行動の変容」の介入法は、「欲望と行動をつなぐ」と「自在な行動」である。

治療者は、「欲望と行動をつなぐ」（生活世界での生の欲望の自覚とその行動的発揮）とともに、「自在な行動」がとれるように援助する。また、生活世界にそのまま「入り込むこと」（直接体験すること、そこへの没頭、なりきること、物の性を尽くす）、「柔軟な行動」（その時々で柔軟な行動を行うこと、いやなときはさっさと逃げること、はからってもよし、はからわなくてもよし）などをクライアントに伝え、それを生活世界で実践してもらうように介入する。こうしてクライアントの感じられる生活世界は、単なる広がりから深まりをもつようになる。

重要な他者との葛藤を扱うこと

外来森田療法では、これまでは等閑視されてきた重要な他者との葛藤の扱いも重要なテーマの一つである。

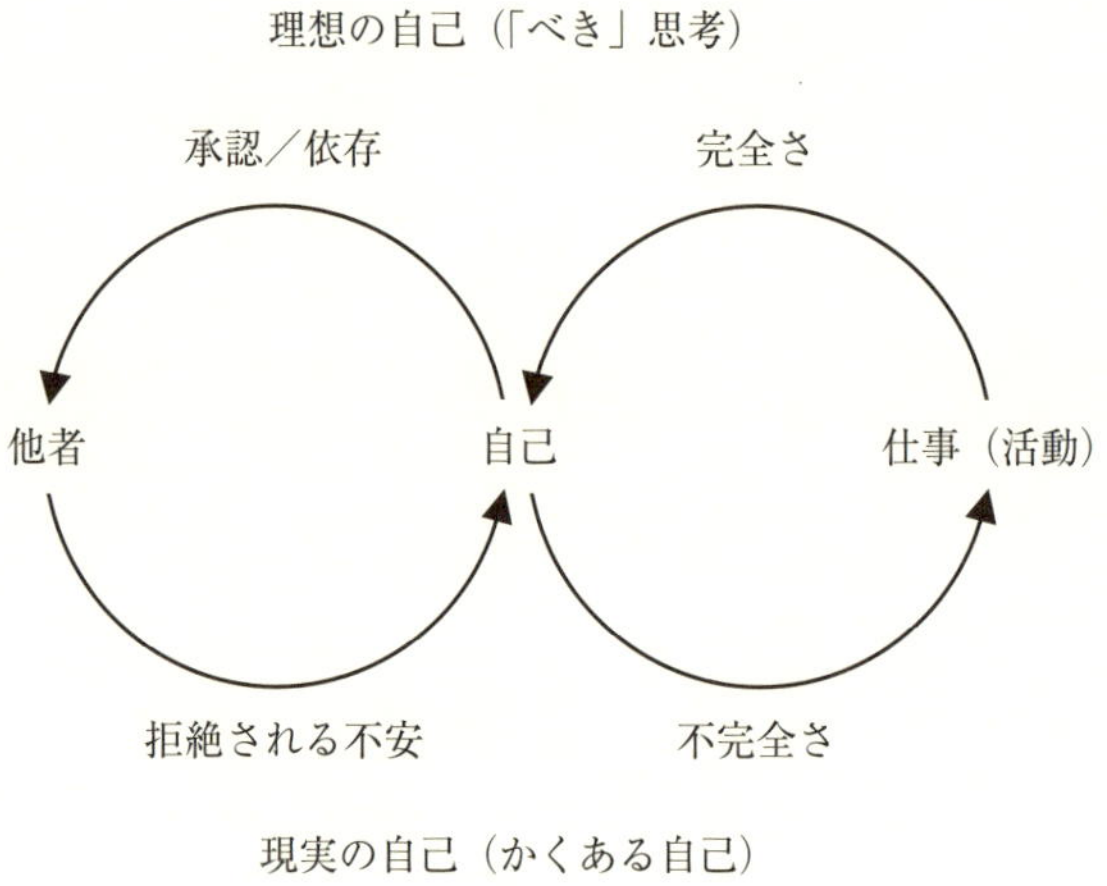

［図５］仕事と関係

治療の当初から、あるいは悪循環の打破がある程度なされた時期に、情緒的に重要な他者、すなわち配偶者や親との葛藤があらわになり、その対応が治療を進める上で必要になる場合が少なくない。むしろほぼすべての例が、大なり小なりこの問題を抱えていると言ってもよい。これについては、さらに次章以降で詳しく論じることにするが、その介入の原則は以下の通りである。

多くのクライアントは、自分の重要な他者へのネガティブな感情をありのままに受け入れられない。ここでも「べき」思考に縛られているのである。それを緩める介入（「受容の促進」）を行う。

重要な他者への両義的な感情、たとえば憎しみと愛、依存と攻撃、見捨てられる不安としがみつき、などはそれ自体自然で人間的な感情であり、それをそのまま認め、受け入れていくことをまず勧める。つまり憎んでもよい、頼ってもよい、それ自体自然であると伝えていく（価値づけしないこと／操作しないこと）。

また配偶者、親などに依存的になっている場合は、そのような他者への承認、受け入れを求めれば求めるほど、その言動が気になるもの、そしてそれに左右され、そのような自分がいやになる、それがまた依存を強めてしまうという悪循環を指摘する。その上で、他者は思いどおりにならないものとあきらめ、その現実を受け入れ、他者への依存の背後にある不安を引き受けられるように介入していく。

これも「べき」思考（「理想の自己」）を相対化、無力化し、「現実の自己」を受け入れるような介入（受容の促進）である。それとともに必須なのは、生活世界への関わりを「ふくらますこと」への介入である。それらが相まって、葛藤が次第にクライアントに引き受けられるようになり、それはさらに変化し、流動し、影を潜めていく。そしてそのような他者との葛藤という縛りを抜けて、生活世界の中で自分としての生き方に取り組むことになる。面接では、その経験をやはり対話を通して明確化し、内在化できるように介入、援助する。

実存的段階＝自在な生き方とは

そして「べき」思考に基づくやりくりを抜けて、その世界そのものを経験し、行動していけるようになる。いわばその時々の流れに任せて、自在に生きる様相である。

それは「死は恐れざるを得ない」」、「欲望はあきらめられない」という経験がさらに人生上の出来事などを通してぐっと深まった段階で、その時々の生活世界とダイナミックに連動しながら、自在に生きる生き方（あるがまま）の状態である。「自己意識」と「無意識」が協調し、生活世界と同調し、

「おのずから」に支えられ、「みずから」を生きている状態であろう。

注意を喚起したいのは、治療はこのように部分から自己全体へ進んでいくのであるが、常にこれらは行きつ戻りつしている。治療は螺旋形に進み、とらわれ（悪循環／部分）から行き詰まりを乗り越え、自己の問題（全体）へと進み、それが行き詰まり、再び悪循環（部分）へ戻ることもしばしばである。しかしそのたびに「べき」思考の相対化が進み、世界での直接体験が可能となり、その心的態度は深まっていく。

また、最終段階ともいえる実存的段階は、死と生の問題に直面した人たち、あるいは晩年につかむことができる境地であろうと思われる。これについては後で述べることにし、次に具体的な治療段階に沿って、介入法とクライアントの変化を述べていこう。

Ⅷ　治療の実際――治療導入

1　初回面接――何を明らかにするのか

面接の進め方

まず具体的な事例を挙げて、それらに沿って面接の要点を解説しよう。

生きることの行き詰まりとしてのうつ病

Cさんは、四十代初めの女性である。三人姉妹の長女として小さいうちから母親に厳しく育てられた。思春期に親との葛藤、学校でのなじめなさなどから、一時的に過敏性大腸症候群や自傷行為もあったという。大学進学後はやや引きこもりがちで、新しい世界に慣れにくく、不安になりやすい傾向が認められた。強迫的で、白か黒か、決めつける傾向があると自覚していた。二十代後半に結婚、その後もある専門職として活躍。子どもはない。三十代前半に家族の不幸が重なり、看病、そしてその後始末、仕事のやりくりなどからうつ状態となり、薬物療法を受けていたが、状態は一進一退。この頃から自傷行為も再び出現した。うつ状態がさらに悪化したため、私のもとを訪れた。診断は、気分変調症（神経症性うつ病）。三週間に一度の面接と日記療法を行った。

Cさんは自分の生き方が行き詰まっていると感じていた。治療者は例の逆三角形の自己の構造を示し、「ぐらぐらしながら、よく頑張ってきましたね」とその労をねぎらった。その上で、「あまりに完全に生きようとしましたね。その行き詰まりとしてのうつ病です」、「もっともっと、でなく、むしろ、ほどほどの生き方をつかむことです」と伝えた。そして、このような頭でっかちな自己意識を「削ること」と、本来もっている心身の感覚、感情、欲望を「ふくらますこと」が治療であると伝えた。

その提案にCさんは心から納得がいったようであった。「緊張から解放されたので、自傷行為も起こるのです。あえて止めようとしないこと、生き方が変わってくれば、自然に収まっていきます」と伝えた。実際その自傷行為は、治療に取り組むうちになくなっていった。

Cさんの場合は、うつ病そのものが「理想の自己」と「現実の自己」との葛藤として理解できるものだった。そして症状、現実の自己、他者は思いどおりにならないもの、受け入れるしかないと「受容の促進」を図るとともに「行動の変容」に介入し、生活世界への直接経験を促していった。

理想の自己に縛られた青年

Dさんは二十代後半の男性。二人姉弟の弟。父親は厳しく、母親には溺愛されたという。小学、中学時代はガキ大将で、活発、成績上位だった。進学校に進み、そこで同級生とのトラブルから自信を失い、そのころから表情恐怖（自分が変な顔をしているのではないか、そのため人に変に思われるのではないか）で悩み、人前で緊張し暗い顔になってしまう、そのような自分がいやで仕方がない、と落ちこんでしまう。一時引きこもり、森田療法専門施設で治療を受け、一時的に軽快するが、また同じような悩みに落ちこんでしまう。その他にもさまざまな書籍を読みあさり、自己啓発セミナーなどに出席したが、そうすればするほど、むしろ苦悩が募った。

しかし一方で、浪人して大学に何とか入学、就職活動を行って就職。社会人になったが、苦しみがさらに募ってきたため、治療を求めて私のもとを訪れた。

この一〇年間は症状が人生のすべてとなり、毎日が地獄だった、深い喪失感、挫折感、そして自己否定が毎日を支配している、という。Dさんは「理想の自己」（人前で生き生きとして、活発な自分であるべし）に縛られており、「現実の自己」を受け入れられず、苦悩していたのである。診断は、社会恐怖症（対人恐怖）。

治療者は、「あまりに完全に、と生きようとしましたね」、「Dさんの豊かな生きる欲望が、症状を取るために空回りしていますよ」とそれまでのしんどい生き方をねぎらうとともに、とらわれているDさんのあり方を指摘し、その欲望を現実の生活世界に生かすことが必要であると伝えた。そして、メールによる日記療法と月に一度程度の面接を行った。

引きこもった青年

Eさんは、二十代前半の男性で三人兄弟の末子。父親、兄たちは社会でそれぞれ活躍している。小さいうちから、繊細な反面、負けず嫌いだった。思春期からある資格の取得を目指していたが、大学で挫折。そのまま社会に出られずに数年間、引きこもる。薬物療法、カウンセリングなどを受けたがうまくいかず、うつ状態も強まったため、治療を求めて私のところを訪れた。

Eさんの生い立ちから、その張り詰めた生き方をねぎらい、「頭でっかちに生きてきましたね」、「つらい生き方だったと思います」と共感的に伝え、「もっともっと」と生きようとすることから「ほどほど」へ、そして「豊かな生きる力が空回りしているのを現実に導いていく作業を一緒にしましょう」と伝えた。そのような視点はEさんには新鮮だったようで、治療に同意した。

日記療法、二週間に一度の面接などで治療を進めていったが、日記では饒舌で辛辣、社会批判、家族批判などを述べるが、現実の人との接触では不安が募り、人の些細な言動で落ちこんで、そのまま昼夜逆転となる。

日記や面接では「大物になること」、「成功すること」など空想的な願望が語られ、何か現実生活で傷ついたりすると、この空想《ファンタジー》は活発化する。診断は気分変調症（併存診断として社会恐怖症、回避性の傾向を認める）、引きこもりの傾向が強い。

Eさんは自己意識、理想の自己が肥大し、その分だけ現実の自己が卑小化して、それを何とかしようとすればするほど、逆に不安定な状態となる。

問題の読み直し(リフレイミング)

① **過剰な生き方として**

まず治療者はAさん、Bさん、Cさん、Dさん、Eさんのそれまでの苦闘を、共感をもって聞き、そして「大変な人生を歩んできましたね」、「よく頑張ってきましたね」とねぎらいの言葉を伝えた。

その上で、クライアントの問題に則して、Aさん・Cさんの場合は「あまりに完全に生きようとして」、Bさん・Dさん・Eさんの場合は「あまりに人との関係を大切しようとして行き詰まったようですね」と過剰な自己意識のあり方（「べき」思考）を伝えていく。

クライアントは、自分には何か足りないところがある、欠点だらけである、駄目な性格である、怠け者だ、などなど、自分のネガティブな点に注意が向きがちである。それをむしろ過剰な生き方（自己意識のあり方）という、全く違った文脈からリフレイミングする〔問題の意味を容易に再解釈できるように概念的あるいは情緒的文脈を変えること〕ことが、クライアントの治療への取り組みを容易にする。

② 症状の読み替え――悪循環（とらわれ）の明確化と治療の方向性を示すこと

そしてクライアントが自らの手に負えないと考えている問題（症状）を、悪循環（とらわれ）から読み替える介入を行う。強い劣等感にさいなまれ、今現在感じている苦悩を何とかしようとあがき、苦しんでいるあり方を、治療者が悪循環（とらわれ）としてリフレイミングする。「問題はこの悪循環で、問題の解決はその悪循環の打破にあります」と明確に伝える。それは劣等感に陥り、自分を責めているクライアントに違った視点を提供し、また無力感にさいなまれ、希望を失っているクライアントに、治療に取り組む勇気を与える。

③ 生の欲望からの読み替え

それとともに重要なのは、生きる欲望が空回りしていると伝えていくことである。Aさん、Bさん、

Cさん、Dさん、Eさんにも、「あなたの生きるエネルギーが頭の中で（観念の中で）空回りしているようです。その豊かなものを現実に働きかける方向に向けていきましょう」などと伝えた。

恐怖に圧倒されているクライアントの生の欲望に焦点を合わせ、そのエネルギーで症状を取ろうとさらに自分を追いつめるのか、あるいは自分を生かし、そして現実に働きかけることに使うのかと、問題を明確にし治療の方向を示す。

治療者は、恐怖の背後にある生の欲望に一貫して注意を払い、生活世界での表現を促す。それが実際に認められたときに、「いいですね」、「その動きを大切に」、「大したもの」などと賞賛し、励みになるようにする。

またクライアントに、ここでの治療は、「頭の中でぐるぐる回り、苦しんでいる悪循環を抜けて、地に足をつけること、そこでの経験をしっかりとつかむこと」であると伝える。それが森田療法の治療原理（事実を知ること、それを経験すること）につながっていく。そして地に足をつける方法をクライアントに示し、同意してもらい、それを生活世界の中で実践し、経験してもらうことになる。

④　「できないこと」と「できること」を分ける

その方法の基本として、Ⅶ章の介入法で述べたように、治療者は不安、恐怖に圧倒されているクライアントに「できないこと」と「できること」を分けること、そこからもう一度自分の経験を再検討することを勧める。これが次のリフレイミングである。

「できないこと」（自分の思うように操作できないもの）とは、生活世界との関連から生じてくるクライアントの自然な心身の反応（象徴的には、死の恐怖と生の欲望）で、不安、恐怖、落ち込み、観念、意欲などである。さらには、そのような経験をする現実の自己、自己と関わりをもつ他者、現実そのものがそこには含まれよう。

一方「できること」とは、生活世界に関わること、すなわち行動であり、そこでの自分の経験をそのまま受け入れていくことである。

森田は、徒然草にある「外証もし背かざれば、内証熟す」という言葉を次のように説明する。

外証というのは、外に表れた証跡、すなわち事実または実行であり、内証とは心の内部における感想の精神的事実であろうと思われる。それで、もし外証すなわち自分の行動が正しくて間違いがなければ、しだいしだいに、それに相当したところの内証すなわち感じが成育してくるという事かと思う。[1]

森田にとって外証はそのまま事実であり、心的事実（内証）は外証に伴って、自然に整っていく、と考えていた。「外相整えば、内相自ずから熟す」も同義語であろう。これは外来森田療法のガイドラインで述べたように、一般的にいわれる森田療法の治療原理である。

「できないこと」とは、症状、苦悩などの心的事実はどうしようもなく、それは受け入れるしかないという「受容の促進」の介入である。その介入そのものが肥大した自己意識を削る作業となり、「べき」思考の相対化、無力化への働きかけとなる。それと対になり、生活世界へ直接的に踏み出すという行動は「できること」で、それが建設的である必要はなく、その時々に生活世界と密接に関係した自在な行動をクライアントとともに検討する。これが自己の構造の中での卑小化した「現実の自己」（身体・内的自然）を「ふくらますこと」で、そのことは「行動の変容」への介入を通して行われる。

これが森田療法での治療の原理、すなわち事実を知ること、経験する方法である。具体的には、「今まではできないことを何とかしようと抗い、戦い、その努力が空回りしていましたね。そしてできることが結果としてできなくなっているのです」と伝え、努力の方向を定め直す。クライアントの認識に働きかけ、治療の方向について同意を得る。

「治療は、できることをして、できないことを受け入れる作業です。それが空回り、悪循環を打破する第一歩です」と明確に示す。

クライアントが努力すればするほど苦しくなり、結果としてさらに苦悩が募り、さまざまな問題行動を行ってしまうことの明確化でもある。このリフレイミングは、苦しみのどん底にいるクライアントにとって、「はっとした」、「目から鱗が落ちる」という経験にもなる。

このリフレイミングは治療への導入時の行い、また治療が行き詰まったときにそこに戻ってくるような、治療の基本的枠組みである。

生活史との関連から

① 生活史と自己の構造の関連を見ること

治療者は、クライアントの生活史を聞きながら、この不自然な逆三角形の「自己の構造」がいつから、どのような形で始まったのか、そしてその足元の不安定さのために、人をどの程度巻き込んでいるのか、あるいは生活世界から引きこもっているのか、などを確認していく。また両親や配偶者との関係のあり方、あるいはそこでの葛藤を明確にしておく。これは治療の後半、時には最初から扱う治療のテーマとなるからである。

Ａさんはすでに述べたように、二人兄弟の長男で、期待され、一面では厳しく育てられた。小学校時代から縁起を担ぐ子どもで、マイペースで少数の友人と遊ぶタイプだった。成績は高校までは優秀で、強迫性障害の症状があるにもかかわらず、頑張って有名大学に進学した。親との葛藤は目立たず、不潔恐怖で確実にきれいにしたかどうかにとらわれていた。Ａさんは直接的には女友だちへの巻き込みがあったが、それほど問題はなかった。しかしこのために、仲の良い男友だちと会ってどこかに遊びに行くようなことができず、社会的には孤立する傾向があった。定型的な強迫性障害のあり方である。

小学中学時代のＢさんは、複雑な家庭で育ったにもかかわらず、友だちも多く、スポーツ好きの活発な女の子だった。高校時代にいじめをきっかけにうつ状態を呈し、不登校に陥ったＢさんは明らかに父親を避けており、母親に依存した生活を送っている。そして友だちとの関係はほぼ切れており、サポート校にごくまれに顔を出しているが、社会的に孤立してもいて、自分がどのような方向に進んでいったらよいのか、途方に暮れている状態である。典型的な思春期の気分変調症（非定型うつ病／

神経症性うつ病）である。

Aさん、Bさんの問題は異なるが、それを「とらわれ」（悪循環）および不自然な自己の構造として把握できることはすでにV章で述べた。このような自己の構造は、本人の資質と生活世界の総和として準備され、それが思春期、青年期、あるいは中年期の危機であらわになると理解される。たとえばAさんの不安になりやすく観念的な傾向、あるいはマイペースな対人関係パターン、Bさんの対人面の過敏さとその背後にある他者への希求などは、本人の資質の表現ともいえる。

それをありのままに受け入れ、発揮することが、ここでの治療のテーマとなる。Bさんの対人的過敏さ、拒絶される不安は、「それが自分」とありのままに受け入れていければ、人に対する繊細さとなり、人への適度な配慮、優しさともなっていく。それがBさんの個性である。これが「受容の促進」で、そこに価値づけの否定という側面があることは強調されてよいと思う。それが自分を生かすことにつながる。

それとともに、よかった時代のことをできるだけ聞くようにしている。とくに小学校時代はどのような子どもだったのか、どのようなことに興味をもっていたのか、そこでの仲間との関係などが治療の後半に重要な意味をもっている。

それは「べき」思考が相対化し、生の欲望が行動と結びつき、生活世界で表現されてきたときに、そのよき時代の行動パターンが表現されることがあるからである。また、クライアントはよく、自分とは一体誰で、何をしたいのかわからない、などと訴えることも多い。そのようなときには、私は

「とらわれが打破され、世界が広がってきたときに自分で感じ、見えてくるもの。それまで待ってみたらどうでしょうか」などと伝えることにしている。抽象的な自分探しこそ、その人をとらわれの袋小路に追いやってしまう可能性があるのである。

②「べき」思考の発生をめぐって

西園昌久は、森田療法を求める患者について、次のような見解を述べる。

……神経質症者は長子、末子、一人っ子に多いことは定説になっている。また、知的にすぐれた、いわゆるよい子である。このような周囲に期待される立場に生まれ、よい子であれば当然、幼児期において「甘やかされた」と考えられるのは理にかなったことであろう。子供の「甘えたい欲求」ばかりではなく、周囲の期待、関心、保護という「甘やかす態度」も子供に影響を与えたはずである。しかし、親の「甘やかす態度」は多くは子供の知的にすぐれたことに対する期待にそった方向に収束されていって、いつまでも盲目的な愛ではない。子供も知的にすぐれているので、親のそうした態度に同一化して、期待に一層そわねばならないとしはじめる。そこに「甘えたい欲求」は抑圧されて、「完全を求めようとする欲求」に変形されるのである。そこに「とらわれ」がおこるのである。[2]

これは本書で論じている「べき」思考の発生を家族との関係、とくに「甘え」から論じたものであるが、「べき」思考の発生の一面をよく表している。つまり、この「べき」思考が家族関係と深く関連していることがわかる。さらに神田橋條治は、この「べき」思考に関して興味深い見方を示している。

病とは、「いのち」が馴染めないものや状況を排除し本来の己のありようを復活しようとして奮闘している姿である。馴染めないものや状況の大半は、外部から進入したものであるが、外因性内因性の区別が定かでない場合も多い。例えば、生活史の道程で「植え付け」られた、習性や価値観は、もともと外部から侵入したものである。だがその生体の資質が許容しえて馴染めているあいだは、内部のものである。許容閾値を越え馴染めなくなると、排除すべき異物扱いされるようになる。それとともに、もともと「植え付け」られたものだ、という歴史上の起源がクローズアップされてくる。[3]

外部から植え付けられたものとは、ここでいう「べき」思考と理解できる。とらわれとは、外部の影響、つまり家族などとの関係から影響を受けた自己意識（「べき」思考）が本来の資質、つまり内的自然、身体を含む自己と齟齬をきたしている状態であると理解できる。その「べき」思考は、人生の行き詰まりで表面化し、クライアントが親の育て方が悪かった、などと親との葛藤として意識される場合もまれではない。臨床上重要なのは、「べき」思考が強ければ強いほど、それは家族の何らかの影響が強く、それだけ家族葛藤をもちやすいということである。そして治療が行き詰まったときなどに、その葛藤が表面化する。

そして最も重要なことは、この「べき」思考は単に外部から植え付けられたものでなく、その人の資質の尖った表現型である、あるいはその背後には生の欲望が存在するという理解である。とらわれた人はその「べき」思考に執着し、それは治療者に指摘されたり、人生上の行き詰まりによる内省を経ないと自覚できない。また、治療者は「べき」思考を相対化するとともに、背後にあるクライアントの生の欲望を照らし出し、その発揮を促すことが森田療法の重要な介入法である。

いずれにせよ、「べき」思考はクライアントの資質と生活史の複雑な絡み合いから準備され、クライアントの人生が危機を迎えるときに柔軟な対応を困難にし、その修正が森田療法の治療のテーマとなるのである。

2　治療への導入

治療者の役割

クライアントとは、すでに図で示してきたように、生活史で逆三角形が準備され、人生の難事に遭遇したり世界が広がるときに不適応を起こし、逆三角形が鋭く尖った状態に陥った人たちである。Aさん、Bさん、Cさん、Dさん、Eさんいずれも生活世界に適応できず、むしろそれに圧倒され、そこでの関係はいわば受け身で、自己の存在を守るために汲々とする状態を示している。

治療者は、そのように世界に圧倒され、無力感にさいなまれているクライアントと生活世界の間に杭を打つ存在として機能することになる。森田療法という介入法を使って、クライアントと生活世界の結び直しを援助する。その新しい世界との関わり方を処方し、その実行を一緒に考えていくのが介入法である。

治療者はクライアントと治療的関係を結び、無力感ゆえにとらわれ、悪循環に陥っているクライアントを支える存在として登場する。そして(1)治療的関係を結び、維持し、クライアントの現実の問題に積極的に関わり、(2)生活世界に圧倒されているクライアントに回復とそこでの共同作業の手順を示し、(3)それを生活世界で実際に経験してもらい、明確化し、クライアントがそこに直接関わっていけるように援助する。[4]

また、治療者はクライアントの現実的課題を一緒に考え、積極的に参加し、そこでのクライアントの取り組みを賞賛し、率直な自己開示を通して安定的な治療的関係を作り上げる。このような関係がクライアントにとって、生活世界での他者との関係を結ぶ学習ともなる。

クライアントをありのままに受け入れること

それとともに森田療法を遂行する上で重要な点は、クライアントの存在をありのままに受け入れ、そして「べき」思考ゆえに自分を追いつめていったクライアントの苦悩に満ちた生き方を、共感をもって理解することである。

近藤章久は心理療法に於ける治療者・患者関係を論じ、森田療法では(1)医師・患者の関係が自明のこととして取り扱われ、そこに格別分析され意識されなかった点がある、(2)森田が治癒機転を精神分析学派のように患者・医師の対人関係においてのみ解せず、さらに別の要素を考えていた、と指摘する。その上で、クライアントは治療者にさまざまな苦悩をもつままの人間として受容され、そのまま認められることが、クライアント自身の自己受容（self acceptance）につながるとした。そして森田療法でも、神経症的価値追求→自己疎外（self alienation）→自己受容（self acceptance）→現実受容（reality acceptance）→自己実現（self realization）という治療経過を示した[5]。

ここでは治癒機転を治療者とクライアントとの関係のみで考えず、別の要因を考えていたことはすでに本書で述べた。治療者―患者関係では、治療者がクライアントをありのままに受け入れることが自己受容（self acceptance）につながるという指摘は重要である。それに支えられ、クライアントは「受容の促進」と「行動の変容」という厳しい課題に取り組むことが可能となる。

これはまた、治療者が治療の行き詰まり時に、クライアントを価値づけし、コントロールしようとしていないかどうか、自らを点検する視点にもつながるのである。治療者がクライアントに対し、あるがままに受容していくことの重要性は指摘するまでもないだろう。

3　適応をめぐって――読むことと書くことから

森田療法では、治療開始前に森田療法関連の本を読んでもらうように勧めるのが一般的である。あるいはすでに森田療法関係の本を読んでおり、自分の問題解決方法として森田療法の治療を求めてくる場合も多い。そして多くの場合、その自己判断は的確で、森田療法の治療対象となる。そのような治療を求める人たちは、自己のあり方、「理想の自己」と「現実の自己」とのギャップに悩んでいる。そして治療者が指摘すれば、「そうなのです」と納得する。

思春期から中年期、そして熟年期まで幅広く人生上の壁、あるいは生活世界の広がりに伴う挫折などから、私たちはこのような悩み方に陥る。または、身体の病に伴う苦悩（癌など慢性疾患）、心身症領域（内科、皮膚科、歯科などの心身症に関連した疾患）などに同じような「とらわれ」を見いだすことは容易であり、今まで適切な治療が行われなかった場合も多々ある。[6]

とくに死と生という問題に直面させられる癌という病について、伊丹仁朗の提唱する森田療法に基づいた「生きがい療法」がある。[7] 私たちも癌患者の森田療法に基づいたグループワークを行っており、そこでは病をきっかけに自己の生き方を見直し、そこから病と折り合いをつけ、その時々の「今ここで」を生きていこうとする生き方が語られる。[8] 参加者が体験した病という事態がもたらした人生の行き詰まりとそこからの回復、癌からの回復でなくその人の人生の回復は、森田療法での回復そのものと重なっていく。

このように、森田療法は従来考えられていたよりも、はるかに広い対象に有効であることがわかった。

私は治療への導入の前に電話で話し、その悩みを簡単に聞いた後、「それはたぶん人生の行き詰まりの表れでしょう」と伝え、「その問題に取り組みましょう」と伝える。そして、それまでの経過を書いてきてもらうことにしている。自分の悩みを客観的に振り返り、行き詰まりの様相を理解してもらい、それに基づいて初回面接を行うことで、治療への導入が容易になると考えている。

森田療法では、この書くということが大きな特徴となっていて、森田が一九一九年に入院森田療法を始めたときから日記療法が行われていた。治療者によって日記の書き方の指示はさまざまであるが、私は思ったことを自由に書くよう勧めている。それは自分の苦悩、つまり症状と呼ばれるもの、そしてその時々での感情を率直に表現することが、治療上有益であると考えているからである。

外来では二冊の日記を用意してもらうか、あるいはメールでやりとりするか、または面接の合間に現状を書いて送ってもらうなどの方法を採る場合もある。日記、メール、通信療法などいずれの方法を選ぶにせよ、赤でコメントをつけて返却することにしている。しかしうつ状態など状態によって、あるいはクライアントの希望などを聞いて、メールのやりとり、あるいは面接のみにすることもある。

書くということには、以下のような精神療法的意味があるだろう。

(1)治療者とのつながり――緩やかな形でつながっていることは、一緒に生活世界に参入し、そこでの問題の解決に取り組む共同者としてクライアントを支えやすい[9]。

(2)書くことで自分の悩みをしっかり自覚し、その自覚自体が自分としてどのような問題の解決に取り組んでいったらよいのかという、自己治癒能力を高めるものと思われる。

(3)自己の悩みを客観化する役に立ち、またそこから自己の悩みを操作しないで、戦わないこと、待つこと、抱えること、という森田療法の重要な治療的介入をより有効なものとする。

(4)面接でなかなか自己の内面を率直に表現できないクライアントにとって、率直な自己開示の場である[10]。

(5)また、治療者にとっても率直な自己開示の場となり得る。

(6)治療のプロセス、そして回復に向かっての自分としての物語り、自己物語りとしても理解できる。

森田療法におけるいわばセルフナラティヴ、あるいは治療者を聴き手としたナラティヴセラピーという側面をもつ。後に述べるが、森田療法においても回復を自らのストーリーとして語ること、書くことはクライアントの自己理解を深め、再発を防止する上で重要である。

(7)森田療法の治療原則、「事実を知ること」・「事実を経験すること」に近づくことがより可能となる。

ここで論じている外来森田療法の治療的枠組みとして、治療者とクライアントとの間に日記、あるいはメール、手紙などが介在する形となり、クライアントは自分の感情を客観視し、それを抱え込み、待つことが可能になる。[11] またそれによって、クライアントと治療者がほどよい治療的距離を取りやすくなる。

IX　治療の実際——治療前期

1　基本的介入——悪循環と流動する経験

症状をめぐって——悪循環の打破

治療は、クライアントにとって最も重要なこと、症状（主訴）への介入から始める。

治療者は「悪循環」の打破を具体的に提案し、そこでクライアントが取り組む課題をわかりやすく示す。ここでは先に図3に示した「とらわれの構造」を念頭において読んでほしい。

悪循環を打破するためには、これまで述べてきたように、二つの領域への介入を行う。一つは肥大した自己意識、とくに「べき」思考に介入を行うもので、これは「削ること」になる。その具体的なことについては次節で述べるが、治療者はそれを通して事実を知り、体験できるように介入する。

これと対となって、卑小化した現実の自己（身体・内的自然）に対する介入を行う。こちらは「ふくらますこと」であり、森田がこの精神療法を「体験療法」[1]と呼んだように、原則としてまず生活世界の直接体験を重視する。つまり「理屈でわかるよりも体験ができさえすれば治り、治りさえすれば、理論は容易にわかるようになるから、体験を先にすることが得策である。」[2]

こうした介入について、具体的には3節で述べるが、ここでは「現実を体験することが最良の治療である」という治療者のスタンスが重要である。そこで治療者が行うのは、直接体験を明確にすることである。

治療者の積極的保証

V章のAさんの不潔恐怖が神経症的恐怖であるのは、その恐怖を取り除かなければならないと考え、ほとんどそのためにだけ世界と関わっていったからである。そうすればするほど、気になるものは増え、世界が狭まっていった。Aさんも汚れを取る行動を何とかしようと、薬物療法や認知行動療法を受けてきたのだが、効果は一時的で、またそのような行動を制御できない自分を責め、自信を失っていた。加えて、拭いた所が本当に拭けているだろうかと自分のしたことの確信がもてなくなり、それに再びとらわれてしまう。そして、そこに戻ってもう一度拭きたくなる。また、これから行く場所でそういうことが起きないだろうかとシミュレーションし、頭の中でぐるぐる考えてしまう。そうすると行動を起こすときに、不潔なものがないかと自分で探し出したりしてしまう。こうなるとそれが現実なのか、頭の中でぐるぐる考えたイメージなのか、わからなくなってしまう。Aさんには月に一度、面接と日記療法を行った。

HIV感染を恐れるクライアントに、まずは見ただけ、触れただけでは絶対に感染しないこと、それは医者として責任をもって保証すると、その時々で繰り返して伝えていった。成田善弘も指摘するように[3]、治療の初期では、強迫性障害のクライアントの不安をある程度軽減し、治療を軌道に乗せるためにも必要な実際的な介入方法である。それは恐怖、不安を軽減し、受容を促進するための介入といえる。

面接はクライアントの経験を深めるような介入をしながら、螺旋形に進行していく。

2 「削ること」と「受容の促進」

「削ること」（受容の促進）には二つの介入方法が含まれる。「コントロールの断念」と、自己の不快な心身の反応を「価値づけしないこと」である。この二つが相まって自己の体験をありのままに経験し、受け入れることを可能とする。治療前期の面接における「削ること」、「受容の促進」について述べていく。

コントロールの断念——戦わないこと・待つこと・抱えること

ここまで示したすべての事例がそうであるように、悪循環を簡潔に指摘し、それが問題であると伝える。その上で、解決策として、「できないこと」と「できること」を分けてみること、「できないこと」を操作し何とかしようとしないこと（受容の促進）を提示する。

それまでの苦しさは「できないこと」を何とかしようと悪戦苦闘し、戦い、結果として自分を追い込んでしまったのだ、という見立てを伝える。それにはさまざまなメタファー、隠喩、直喩などを用いてその状態を示すのが有効である。森田はそうした喩えの使い方の名人だった。繋《け》驢《ろ》桔《けつ》などがそのよい例である。

Ｖ章で述べたように、私は溺れる人のたとえをよく話す。つまり溺れかかってあがけばあがくほど、人は水面下に沈んでしまう。そこで、なるようにしかならないとあがくのを止めると、自然に体が浮いてくる。

このあがきが悪循環である。この悪循環は、直接的に生活世界に関与しないこと（回避行動）、他者に依存することでさらに強められる。しかしこのあがきを止めるのは、クライアントにとって恐怖である。そこではクライアントの状態に即した適切な介入法と、治療者との安定した関係が必要になる。

Aさんにとって、不潔はイメージでありながら現実なのである。つまりとらわれ（悪循環）に陥ってしまうと、それが自分の観念なのか、現実なのか、区別するのが難しくなっていく。そのために頭に浮かんだイメージに振り回され、打ち消すのに汲々としてしまう。それを頭の中の「ぐるぐる回り」と呼び、現実に起こっていることと分ける介入方法が必要となる。

そこへの介入法として、治療者はクライアントに、とらわれ、悪循環、いつものパターン（強迫観念・とらわれのモード）に陥っていることに気づくよう、気づいたら、それを何とかしようと戦わず、待ってみるように介入する。

これは感情の法則、つまり感情の流動性を経験してもらうためで、この待つこと、あるいは「一拍おくこと」[4] は強迫性障害に対する森田療法の一般的な介入方法の一つである。

それらの介入を通して、Aさんは次第に自分の清めの行動のばかばかしさを口にするようになってきた。Aさんにとって、根気のいる作業だったが、だんだんと「強迫のモード」に入ったな、とわかるようになり、そのときは一呼吸おけるようになり、自分なりにその事実を確認して、確認行動を止め、苦しくても次の行動に移るようになった。そして長時間かかった入浴も、これでよしと、自分でもあまり意識しないが短くなってきた。Aさんは次第に、不潔恐怖に縛られてそこからしか生活世界を見られないようなことがなくなり、ゆっくりと視野が広がって、仕事への取り組み方が積極的になってきた。

待てるようになることは、クライアントに自分の不安を抱え込む能力が育ってきたことを意味する。

Bさん、Cさん、Dさん、Eさんには、「人の評価はあれこれ考えてもどうしようもないもの」（現実とイメージは異なる）、あれこれ考えて落ちこんでしまうのも今は仕方がないことと伝え続けた。そして落ち込んだときは、そういう自分をそのまま感じ、これも自然な自分と受け入れることを勧めた。そして治療者は、クライアントにそれと戦わず、そのままそれがどのように変化するかを観察するように、助言した。

その介入技法は、自分の反応と現実を思いどおりにしようとするのを断念して「べき」思考を無力化し、ありのままの自分を受け入れるという「削ること」への取り組みである。さらにBさんのリストカット、過食、Dさんの自傷行為もいわば過度に緊張した自己意識ゆえであり、それもそのまま仕方がないことと受け入れてみるように介入する。これも「戦わないこと」という介入法である。

それまでの治療では、対人不安、落ち込みなどを何とかしようと薬物療法をはじめさまざまな試みがなされ、また、いわゆる逸脱行動を制御しようと試みられてきた。それがまた自己意識を肥大させ、逆三角形をさらに鋭いものとし、問題行動をさらに強めたのである。

それと全く異なる発想の介入に、クライアントはむしろほっとしたようだった。それまでの治療に行き詰まり、疑問をもっていたからである。

価値づけしないこと

① イメージ、考えと現実を分けることに取り組む

Aさん、Bさん、Cさん、Dさん、Eさんは、現実はこうではないかと自分で決めつけ、現実の生活世界になかなか踏み出せなかった。

そのようなクライアントの生活世界への関わりを取り上げ、そのイメージ、思考と現実を分けること（価値づけしないこと）、そして直接その生活世界を体験すること（行動の変容）に介入していった。

◆気分変調症のBさんの場合

Bさんには二〜三週間に一度、母親同席のもと面接を行った。Bさんは治療者や母親から支えられ、ある種の開き直りが必要だったが、「人にどう思われるのか、いやな思いを与えたらどうしよう」から「人がどう思うかはどうしようもないもの」、「自分にはどうもできないもの」、「自分のイメージと現実は違うもの」などという思考の転換が可能になった。そして治療者はBさんに、とりあえずシミュレーションを棚上げし、注意を外に向けること、感じから出発し、スーッと動けるときには現実世界に踏み出すことなど、「行動の変容」に介入していった。そして生活世界での直接体験を面接で明らかにし、「べき」思考の無力化、相対化を図った。

Bさんは次のような経験が可能となり、それを面接で治療者は明確にしていった。

Bさんは、自分のイメージと現実は違うかもしれないと考えるようになり、徐々に安全、安心と思える人たちと会えるようになった。それを治療者は賞賛し、感心したという率直な感動を伝えていった。また、その時々で落ちこみ、つらくなるが、それも自然なこととあきらめ、受け入れられるようになってきた。一方、人と会う楽しみを感じられるようになり、人と合わせなくていいのだ、いやなことはいや、いやな人には会わなければいい、と思えるようになってきた。それとともに、落ちこみなどの感情は流れることが実感されてきた。

いやなことをいやと素直に感じられるようになればなるほど、逆に人と会ったときの楽しみも素直に感じられるようになった。そして治療者の助言に従い、最初はおずおずと、後ではむしろ積極的に生活世界に関わっていった。その頃から生活世界がスーッと開けていく感覚をもち、そこから自分のしたいことを実感し、積極的に世界が広がっていった。リストカット、過食も仕方がないことと思えるようになってくると、逆にまずリストカットがなくなり、次いで過食も収まってきた。

② シミュレーションを棚上げにする

◆長らくうつ状態に悩んでいたCさんの場合

八年にわたりうつ状態を波状的に経験し、休職を三回経験したCさんにとって、それまでのいわゆる「うつ病」の治療と異なる提案を受け、希望が出てきたようだった。

治療者はまずCさんの陥っている悪循環を指摘した。Cさんは、仕事に行こうとするとあれこれシミュレーションしてしまい、その結果に戦慄し、落ちこんでしまうということを繰り返していた。

それに対する私の介入は、「ぐるぐる回る考えはできるだけ放っておくこと。そして、その場に体を持っていって、何がそこで起こるかを経験すること」、「前を謀らず、後を慮《おもんぱか》らず」というものだった。生活世界への直接体験の勧め（「行動の変容」）と「べき」思考の相対化、無力化の試み（「受容の促進」）である。

それとともに、職場で人の評価が気になり、自分のしたことが不完全に思え、あれこれ考えてしまい、落ちこみ、不安となった。それについても同様で、「人が気になるのは仕方がないこと、仕事も人との関係も完全はあり得ないこと」と「べき」思考に介入し、抑うつ、不安状態に対しては「しばらくは落ちこみ、不安も自然な反応、それもあるものと受け入れていくこと」を勧めた。

Cさんにとって、「前を謀らず、後を慮らず」という治療者の日記のコメントはとくに支えになったようだった。シミュレーションをしては不安になり、そして職場では他者のちょっとした言動に落ちこんでいたが、次第にその時々で自分のできることをするしかない、と思えるようになった。少しずつシミュレーションが弱まり、他者の言動に振り回されることが少なくなってきた。そして次第に抑うつ、不安が弱まり、変化することを実感できるようになり、そのような経験を治療者は面接、日記で明確化していった。

次第にその生活世界も広がっていったが、そこで行き詰まりとゆれが続き、Cさんが治るにはさらなる変化を必要とした。

◆対人恐怖のDさんの場合

対人恐怖で悩むDさんも、人前で緊張するに違いない、緊張しないようにするにはどうしたらよいのだろうか、とあれこれと対策を考え、自己啓発本を読み、話し方教室などに行った。しかし、そこで習ったことが「べき」思考となり、それがまたとらわれを強めてしまった。治療者は、直接的に生活世界に関わること、考えてから行動するのではなく、行動しながらその時々で考えること、出たとこ勝負ですと伝え、「べき」思考を緩める試みとともに行動への踏み出しを促し、そこでの経験について話し合った。

このように「べき」思考に縛られているクライアントは、踏み出す場面をあれこれシミュレーションして、自分を追いつめてしまう。それがCさん、Dさんのように悪循環を強め、また一層シミュレーションを強めてしまう。

これに対して治療者は、「シミュレーションを棚上げする」という介入を行う。これはクライアントにシミュレーションを棚上げにして、生活世界に直接踏み出し、そこで何が起こったのか、観察してもらうことである。そして、そこでの経験を価値づけしないで、ただ経験するがままになるよう援助する。それがクライアントを縛っている「べき」思考への介入で、その相対化、無力化を図るものである。またこれは「現実の自己」を受け入れ、「理想の自己」（かくあるべし自己）を相対化する作業、つまり肥大した自己意識を削る作業となる。

自分の感覚を大切にすること(五感を信じること)

◆不潔恐怖のAさんの場合

Aさんは、あるものが汚いというとらわれ（悪循環）に入ると、それが少々ばかばかしいと思ってもどうしても拭きたくなる。薬物療法や認知行動療法などそれまでの治療は、その打ち消し行為を目標症状にして、それを止める介入が行われてきた。しかしそれはうまくいかず、薬の量が増え、またそれを止めることができない自分に無力感をさらに募らせ、結果として打ち消し行為が増えてしまい、そのような自分を受け入れることがさらに困難になっていった。

治療者は、それまでとは全く違った介入方法を行った。Aさんに「拭きたくなってしまえば、それに抵抗しないこと」と伝え、「拭くのは仕方がないこと、できるだけさっさと単純な手順で行うこと」、そして拭いた感覚、その動きをなるべき意識するように勧めた。「本当に拭いてもいいのですか」という問いに、「拭いてください。しかし、そのときの汚いという感じをしっかり味わってから、さっさと拭くようにしてください。そこでの手を動かした感じを大切に、そして簡単に」と伝えた。

そして、きれいにしたかどうか不確実なときは、さっさと拭いたという自分の感覚を信じて、できる範囲で確認行為を少なくすることと伝えると、納得がいったようだった。つまり「はからってもよし、はからわなくてもよし」とありのままの自分（現実の自分）を受け入れることを勧め、そこで、「かくあるべし」と自分を縛っていた「べき」思考を緩める介入を行ったのである。これが「削ること」で、現実の自己を受け入れることへとつながり、部分から全体へと治療が進んでいくのである。これについて明念倫子は興味深い経験を書いている。

> いつの頃からか私は、この不完全恐怖にひっかかるまでは、こうした確認行為〔強迫性障害の行為でなく、われわれが自然に五感を働かして行っているもの――北西〕を〈リズミカルな身体の動きの中〉でやっていたのであるから、〈その感じ〉を取り戻しさえすればよいのではないかということに気づき、〈身体の動きにゆだねる〉という技法を使うようになった。
> このように、私は強迫行為を「リズミカルな身体の動きを失った状態」ととらえ、症状から立ち直るには、身体のリズミカルな動きにゆだねることが一番の近道だと感じて、その道を邁進してきたのだと思います。[5]

明念が自助的な努力でつかんだ「身体（五感）から情報を取る」方法は、強迫性障害には有効な介入方法である。そして身体感覚、身体の動きにゆだねることは「べき」思考を緩め、自己の体験の脱価値化、価値づけから抜けることを容易にするだろう。つまり不潔は不潔だが、ただそれだけの体験にもなっていくのである。それは「受容の促進」の介入法とともに、「ふくらます」という行動の変容にも関わってくる技法である。

一方で治療者は、日常生活で、心に浮かんだことがあればそれに乗って動くこと、感じを高めるためにいろいろなことに手を出してみることを勧めた。これは森田のいう「感じを高める」介入である。つまり私の言う「ふくらますこと」である。五感を信じるということに密接に関連する介入法である。

3 「ふくらますこと」と「行動の変容」

行動の変容への介入の基本

「削ること」(受容の促進)と対になって、行動の変容への介入を行う。その原則は、①生活世界を直接体験すること、②そこでの欲望と行動を結びつけること、である。

「生活世界を直接体験すること」への具体的介入として――

(a)注意を生活世界に向けること
(b)「気分」と「行動」を分けること(気分の良し悪しで行動をしないこと)
(c)行動の踏み出し、「感じから出発する」、「心が動いたらスーとそれに乗る」
(d)迷ったら、踏み出すこと(迷う時は頭であれこれシミュレーションをしている)
(e)「できること」から、そして手の出しやすいことから始めること、などである。

また「欲望と行動をつなぐこと」への介入として――

(f)生きる欲望に気づくこと
(g)そしてそれを行動に結びつけること、が挙げられる。

(a)と関連して、Aさん、Bさん、Cさん、Dさん、Eさんに「あなたの生きる欲望は症状と格闘していて、本来の自分を行かす方向に向かっていませんよ」という介入を行った。この悪循環と生きる欲望の空回りの指摘は、それまであがいて、何とかしようと悪戦苦闘すればするほど深みにはまっていったクライアントには、「なるほど」と受け入れやすい介入である。

気分と行動を分けること

V章で述べたように、クライアントは気分本位の人である。

人生観の第一の条件とする観点を、何におくかという事について、自分の気分を第一におこうとするものが気分本位というものである。今日は終日悲観しながらも、一人前に働いたという時に、悲観したからだめだというのを気分本位といい、一人前に働いたからそれでよいというのを事実本位というのであります。[6]

「気分本位」とは、少しでも不安になれば、がっかりし、不安が軽くなれば喜び、そのため気分にのみ注意を払い、現実の生活実践がおろそかになることである。そのようなクライアントに「気分」と「行動」を分けてみることを勧め、そこでの直接的な体験をしてもらうのである。

とらわれているクライアントは、あれこれ考え、計画し、踏み出そうとするが、悪いことしか浮かばない。過去に鑑み、そこから先を見るために、ネガティブなことに焦点化され、それが直接体験を妨げ、踏み出す前に過度の緊張状態に陥っている。つまり「思考（シミュレーション）」－支配→「行動」となっている。これを「行動（直接体験とそこでの工夫）」→「その体験に基づいて「思考（シミュレーション）」を修正し、それが次の「行動」につながっていく」という知行同一のダイナミズムに変えていく作業である。

感じから出発すること――欲望と行動を結びつけること

物事に対する感じを高めること、つまり「感じから出発すること」の強調が重要である。そして「～したいと感じたら、そのままそれに乗って動いてみる」、「スーッと動き、手を出してみる」、「身近な生活の中でしたいことを感じ、それを実践してみることが一番」などと伝え、欲望と行動を結びつけることで、直接的体験を促していく。これは必ず「受容の促進」の介入と対で行う。

ここでは、治療者はアフォーダンス理論を念頭においた方がよいだろう。つまり何らかの考えから出発するのでなく、まずは直接的体験をして、そのときになったら、あれこれと工夫し、その後で、その体験を通して自分の認識を考えてみる。

つまり、それまでAさん、Bさん、Cさん、Dさん、Eさんがやってきたのと全く逆の行動モデルの提示である。

Eさんもあれこれと空想し、綿密に計画するのだが、そうすればするほど踏み出せない。「石橋を叩いて渡るではなく、叩いて、叩いて渡らないね」と伝えたこともある。「確かに……」とEさんは苦笑していた。

「行動本位」、「目的本位」、「建設的な行動」などを目指すという、これまで森田療法でよく使われてきた助言は、しばしばクライアントを逆に縛ってしまう点に注意すべきであろう。[7]このような助言にクライアントの行動が縛られ、環境との直接体験を阻害し、そして「かくあるべし」、「かくあってはならない」という不安、恐怖、落ちこみなどの打ち消しに行動が使われてしまう。

つまり「べき」思考－支配→「行動」となっている。治療者はこの修正を目指し、「行動（＋欲望）」→「直接体験＋「べき」思考の修正）」→「行動（欲望の発見と発揮）」という、欲望と行動を結びつける介入を行う。

これは単なる「行動の変容」ではなく、そこにすでに「べき」思考への介入が含まれている。その提案もほっとして受け入れられることが多い。ここで挙げた患者は、すべて何とかしなくては、この行動を変えなくてはなど、そのような考えに縛られ、それができないでさらに苦しむことが多かったのである。

患者は待てない人である。何とかしなくてはとあがき、それがまた苦悩を強めるのである。

それをむしろ「～したい感じが浮かばなければ、浮かぶまで待ってみること」などと介入し、「待つこと」、「流れに任すこと」の重要性を伝えていく。

このような「受容の促進」と「行動の変容」への対の介入を通して、次第にクライアントは永遠に続くと思っていた落ちこみ、恐怖、不安などが流れる体験をする。

その変化を治療者はしっかりと照り返し、明確化し、伝えていく。そのような変化はクライアントに希望と勇気を与える。

すでに強調したように、森田療法の介入法は常に対になっている。とくに生活世界への直接体験は「ふくらますこと」につながり、「行動の変容」の介入は、行動のみならず生きる欲望への自覚を促し、それを発見し、発揮することともつながっていくのである。それと同時に、肥大した自意識を削ることが、「べき」思考の相対化、無力化への道筋でもある。

X　治療の実際——行き詰まりと乗り越え

1　行き詰まりと乗り越え（中期から後期へ）

生活世界の広がりとゆれること

Ⅸ章で述べたような介入は、クライアントのそれまでの考え、行動とは全く異なったものである。それゆえ治療の導入で納得したとしても、やはりそれをめぐってゆれていくようになる。「受け入れていこう、しかし受け入れられない」、「ぐるぐる回る考えを放っておこう、しかし放っておけない」、「そのまま直接踏み出そう、しかし怖くて踏み出せない」とゆれてくる。

治療者の介入によって、それまでと違った不安、苦悩への対処を試みるが、なかなか思うようにいかない。苦悩、現実、世界は頭で考えてもどうにもならないものと受け入れ、あきらめようとするが、あきらめきれない。しかし多くのクライアントは、治療者の介入によって次第に症状（主訴）が軽減したと感じるようになる。また、それらが流動し変化することも実感でき、直接世界に関わっていけるようになる。

そして、その時々の心身の不快な反応を受け入れ、注意を外の世界に向け、行動に踏み出すことで、そのような不快な反応は流れていくことを経験する。時にとらわれ、悪循環に落ちこみながら、次第に世界は広がっていき、うまくいくかもしれないと希望をもつこともできるようになる。これは、「世界が生き生き感じられる」、「スーッと目の前が広がる」、「何かをしてみたいという気持ちが出てきた」などと表現される。

ここで治療が終了するクライアントもまれではない。しかし少なからぬクライアントは、関わる生活世界が広がるにつれ、心身の不快な反応が再燃し、それを何とか受け入れようとするが、なかなかそうはできない。思いどおりにならない現実の自己、そして現実（作業と他者）にぶつかり、それを何とかしなくてはとあがき、また落ちこみ、恐怖に駆られてしまう。つまり、ここでゆれと行き詰まりが再び起こってくるのである。

乗り越えパターンについて

その行き詰まりと乗り越え経験が、症状をめぐる第一段階から、自己をめぐる第二段階に進むターニングポイントとなる。それらを経験して、クライアントは治療の後期から終了へと進んでいく。

神田橋條治は精神療法の核となる技法を一種の必要悪とし、停滞、あるいは平衡状態にゆさぶりをかける刺激役と述べている[1]。森田療法の介入技法も、それがクライアントに納得でき、それまでの経験に近いものであっても、ゆさぶり効果をもつ。その介入ゆえにクライアントがゆさぶられ、クライアントはそれと相まって生活世界が広がるにつれて、ゆれと行き詰まりを経験する。ここで治療上重要なことは、治療者がゆれと行き詰まりを治療のチャンスとして捉え、クライアントを縛っている「べき」思考に介入してそれを緩ませ、この行き詰まりの乗り越えを援助することである。そこから治療のテーマは次第に、症状から自己のあり方へと進んでいく。

こうした変化の経過は基本的に、螺旋形を描く。治療者の介入とクライアントの取り組みにより悪循環が影を潜めてくると、それと連動して生活世界への関わりが広がってくる（治療前期）。

そこで当然のことながら、これまで避けていた現実世界のさまざまな出来事に直面し、取り組んでいくことになる。そのような生活世界への取り組みから心身が再びゆれ、それにとらわれていく――これがゆれと行き詰まりである。それを治療者と一緒に丹念に乗り越えていく作業がさらに現実世界への取り組みを可能にし、クライアントは次第に、自分として生活世界でどう生きるのかというテーマに取り組むことになる（治療中期から後期）。これが治療の最も重要な転換点である。

つまり、問題が「症状へのとらわれ」から「自己の生き方」へと変化し、それとともに生活世界により密着した生き方へと変化していく。それは部分（観念的とらわれ）から全体（自己）への転換でもある。そして、行き詰まりと乗り越えパターンには三つのプロセスが見いだせる。

一つは、ゆるやかなゆれとその乗り越えというパターンを取るもので、目立った大きな行き詰まりがなく、比較的あっさりと治療が終了する。これを「速やかな乗り越えパターン」と呼ぶ。

もう一つは、生活世界の広がりに伴い、細かなゆれと行き詰まりを繰り返し、その一つ一つを乗り越えることから、次第に治療が終了に向かう。これが外来森田療法の定型パターンで、「螺旋型の乗り越えパターン」と呼ぶ。

残る一つは、治療がゆれながら膠着状態となり、ある大きな行き詰まりとその乗り越えを通して終了へと進んでいくものである。これを「転回型の乗り越えパターン」とする。

これらについて、事例を挙げて示していこう。

「べき」思考と家族葛藤

クライアントが治療者に支えられながら、次第に生活世界に関わることが可能になってくると、およそ二つのことが起こってくる。一つは生活世界での「べき」思考の顕在化であり、とくに仕事と対人関係への直接的関わりが深まれば深まるほど顕在化して、その対処が治療上重要なテーマとなる。治療者はクライアントを縛っている「べき」思考に介入し、そのような不自由な生き方に気づかせ、その対応を一緒に考えることになる。「べき」思考が強ければ強いほど介入作業は難渋し、「どん底」のような思いをする経験になることもまれではない。それに対し治療関係が安定し、適切な介入がなされていけば、重要な治療的転機となる。

この「べき」思考の発生については、Ⅷ章で西園と神田橋の見解を引用しながら、強い「べき」思考に縛られているクライアントは家族関係から強い影響を受けており、それに縛られていることを指摘した。クライアントが回復プロセスで行き詰まり、時に激しくゆれるときに、クライアントが自分を縛ってきたと感じ、過度に介入し支配してきたと感じている家族への怒り、恨み、憎しみ、恐れなどの葛藤が表面化する。この苦しさは親のせいだと、親に対する葛藤を語ることもまれではない。あるいは現在の家族、とくに配偶者との関係が鋭い葛藤という形で出てくる場合もある。いずれの場合も、この家族間の葛藤やそれに裏打ちされた「べき」思考への介入は、家族からの心理的距離をもたらし、そこで感じている感情を自分のものとして引き受け直す作業である。その葛藤、それに伴う感情をありのままに受け入れるようにする介入（受容の促進）は、そこへのとらわれを緩めるとともに、クライアントが生活世界に直接的に関わるのを容易にする。いずれにせよ、家族間の葛藤とその感情をどのように扱うのかが、ここで問われることになる。

「べき」思考と生の欲望

クライアントはこの「べき」思考にただ縛られているわけではない。Ｖ章のとらわれのところで、生の欲望が「べき」思考の奉仕者になっていると述べたが、それは単なる奉仕者ではない。Ⅷ章で述べたように、治療者は「べき」思考の背後にあるその人固有の生の欲望に注目し、「べき」思考を「削る」（受容の促進）ように介入するとともに、「～すべき」でなく「～したい」という欲望を照らし出し、発見し、発揮することを援助する。それが「べき」思考の修正を容易にする。

対人関係に悩みがある人はしばしば「他人に認められたい、人前で堂々としていたい」という「べき」思考に支配され、現実のはらはらびくびくする自己を隠し、認めることができない。その「べき」思考の背後に「人が好き」、「人なつっこさ」などがあり、それが「べき」思考の緩みとともに姿を現し、現実の行動に結びつけることができるようになる。それが森田のいう純な心の現れであり、素直な生の欲望の発揮である。

強迫的で、完全主義的な傾向をもつ人も同様である。「すべてを完全にコントロールすべき」という「べき」思考の背後に、几帳面で、物事を粘り強く行いたいというその人本来の生の欲望が存在し、「べき」思考が緩むにつれ現実の活動などに表現され、それがその人の充実感ともなる。

このことからも「べき」思考への介入が治療上きわめて重要で、その相対化、無力化はそのまま現実の自己の受容や素直な生の欲望の発見、発揮に結びつくのである。また、それは生活史から見て取れたような家族による影響（「べき」思考、葛藤）から離れ、その人本来の資質をありのままに生活世界で表現していくことを可能とする。

2　速やかな乗り越えパターン

Ⅴ章で紹介したAさんは、波状的で行きつ戻りつの「ゆれ」を繰り返しながら、次第に不潔恐怖が軽減され、儀式化した打ち消し行為も簡略化できるようになってきた。上司との行き違い、軋轢、部署の異動、女友だちとのけんかなどをきっかけに、しばしば不潔恐怖とその打ち消し行為は悪化したが、そのつど治療者と面談やメールを使った日記のやりとりを通して、それを乗り切っていけるようになった。

Aさんは次第に仕事に深く入り込むとともに、自分を縛っている「べき」思考に気づけるようになった。「完全にと思うと行き詰まる」、「感じから出発すること」などと、その思考を相対化、無力化しようと介入していった。そして、Aさんは感じたらそのままスーッと動くよう意識し、さらに仕事に深く入っていけるようになった。それまで不潔恐怖のため避けていたゲームセンターに男友だちと遊びに行けるようになり、女友だちとも情緒的に安定した関係をもてるようになった。不潔な感じはその時その場だけで流れていった。さらに世界は広がったような感じで、苦手な上司にも必要なことをあっさり言えるようになって、自然に人との関係も広がっていった。

恐怖は恐怖でいるしかない、それはどうしようもないことという思考（認知）の転換は、今までの恐怖は自分で決めつけていた恐怖であると、Aさんに体験的気づきをもたらした。Aさんはそれによって生活世界を直接体験することが可能になったのである。

Aさんにとっては、不潔な感覚を取り除くことがすべてだった。その背後に、物事にきちんと取り組み、仕事面で向上したい、人に認められたいという生の欲望が存在した。それを治療者は、神経症的認知の無力化を図るとともに、常にその欲望を照り返し、それを生活世界、とくに仕事と結びつけ、発揮するように促した。それができたときには日記のコメントや面接で、治療者の素直な感動をそのまま伝えるようにした。

治療開始後八ヶ月でスムースに治療は終了した。Aさんの場合は、とくに自己をめぐる問題を取り上げることなく症状が軽快し、生活世界での出来事に直接取り組めるようになって、対人関係も改善したところで治療は終結した。Aさんの自覚がとくに深まることはなかった。

3　螺旋型の乗り越えパターン

「べき」思考への介入を主とする螺旋型パターン

同じくV章で紹介したBさんの問題行動はほとんど影を潜め、時には抑うつ気分が流れていくのを実感できるようになった。治療者と一緒に、「人の考えはどうしようもないもの」という現実の受け入れと、生活世界への踏み出しに取り組んでいった。

面接では、Bさんの進路について、母親をまじえて話し合うことになった。美術、写真、洋服のデザインなどが好きだったBさんは、今まであきらめていた美術、デザイン関係を学びたいと強く思いだした。それを治療者は「生きる欲望」と照り返し、行動に結びつける方法を検討した。そして美術関係の予備校にも通うようになった。しかしそこで久しぶりに同じ年代の女の子と出会い、圧倒されたBさんは、他者に受け入れられないのではないかと拒絶される恐怖が再燃し、それに伴ってうつ状態、過眠状態に落ちこんだ。

それとともに父親を避ける傾向（父親への葛藤）が強くなったが、それについて治療者はあえて取り上げず、そのまま見守ることにした。Bさんがこのゆれを乗り切れれば、むしろその問題自体が解決につながるだろうと予想したからである。

治療者は症状の再燃について、Bさんと率直に話し合うことにした。「つらい経験ですよね」と共感的に伝えながら、治療については「行き詰まりましたね」と率直に伝えた。「症状が悪くなったのは、よくなっていくための一つの過程です」と、この間の面接で伝え続けた。そして「人に合わせてしまうのは、つらい家庭環境があって、そのために自分を押し殺して生きてきたということでしょう」、「今の行き詰まりを乗り越えていければ、その自分を縛っているものからも自由になるでしょう」と話し、「行き詰まりの反応として落ちこみは仕方がないこと」と受け入れるように勧めた。

それと現実の問題への対処について、「あまりに完全に人との関係を求めると行き詰まります」、「もっともっとと頑張るよりも〈いい加減〉感覚を大切に」と伝え、予備校での人間関係のもち方について、Bさんと具体的に話し合った。

「人のことはどうしようもないこと」と棚上げし、「目の前の課題に取り組み、そこに入り込んでみること、そして必要なときだけ他の生徒に「アッサリ、短く」必要なことを伝えることを練習しましょう」と伝え、実際の場面で練習してもらった。「ここでは大いに失敗しましょう」とも伝えると、それがBさんの気持ちを少々楽にしたようだった（Ⅶ章図5を参照）。失敗してもよいのだと思えるようになったBさんは時々、逃避的にもなったが、治療者は「それも必要」と、Bさんの現実の姿をありのままに受け入れるよう心がけた。

Bさんは、他者の拒絶を恐れ、それゆえすべての人に受け入れられるように自分を抑えて人に合わせてきた。また、そのような自分がいやで仕方がなかったのである。その気持ちの背後には、人が好き、人といることに喜びを感じたい自然な欲求があること、しかしそれをしっかりと自分で感じ、表現するには、まず自分の足元を固める必要があると伝えた。そして生活世界に直接踏み出し、まず、そこで何を感じるのか見てみるように勧めた。治療者は、それができたときにはそのつど生の欲望の現れとして素直に反応し、褒め、照り返し、明確化し、内在化できるように介入していった。

◆対人関係で悩むFさんの場合

二十代前半の男性Fさんは、人にどう思われるのか、びくびくしている自分がいや、仕事に行くのもつらい、時に落ちこんでしまうなどを主訴に治療を求めてきた。両親は働いており、姉が一人いる。小さい頃は溺愛して育てられたが、両親は共働きだったので、淋しい思いもしたという。

小学、中学時代は明るく、人前で冗談を言うような人気者で、その頃の友人とは今でもつきあいがある。一方、そのような狭い世界の特定の友人だけとの関係もいやという感じももっている。家族とはほとんど接触せずに、高校時代には一時的に不登校。両親との言い争いから、物に当たり、母親に暴力を振るったこともある。両親とくに母親に対し、依存していながら攻撃する。これは依存と自立をめぐる葛藤として理解できる。

治療はこれまで述べてきたような手順で行い、まずは一人で来院し、自分で自分の問題を解決しようとしているFさんの試みを、「よく来ましたね」とねぎらった。最初は月に二回、後には月に一回の面接と日記療法を行った。

診断は社会恐怖症（対人恐怖・傷つきやすい自己愛の持ち主で、他者の評価、言動にゆれ、しばしば怒り、落ちこみなどの反応を示す）で、回避的傾向もある程度持ち合わせている。

治療者は、他者の言動はどうにもならないもの、そこに注意し、人に合わせようとするとむしろ苦しくなる、と伝えた。Fさんは、そのことについてうすうすわかっていたようで、深く納得したようだった。そしてまず、他者の評価、言動に縛られている自分（「べき」思考）は棚上げにして、目の前の作業に取り組むことを勧めた（「行動の変容」への介入）。作業に入り込み、そこでの臨機応変の工夫が大切。そして仕事を通して人と接するつもりで、活動を優先し、人とよいコミュニケーションを取ろうとしないこと、とも助言した。人と接するときは、挨拶をしっかりとし、仕事に必要なことを短く伝えること、長くあれこれ説明しないこと、そういう練習をするようにも勧めた。この助言は、ここまで「他の人とうまく接しなくてはいけない、人とよいコミュニケーションを取らなくてはならない」という「べき」思考に縛られていたFさんにとって、新鮮だったようである（できないことは受け入れるという「受容の促進」の介入）。

治療者に支えられ、その助言を受け入れ、仕事場での作業に取り組んだ。幸い仕事はさまざまな工夫を要するもので、そこに没頭しながら、人との関係にはむしろ距離がとれるようになった。仕事の面白さを生まれて初めて実感したというFさんは、それが認められて、念願だったコンピューター関係の技術職に異動することができた。

人との関係でゆれながら、「落ちこんでいる自分も自分」（受容の促進）との介入に支えられ、「人前ではらはらびくびくするのは仕方がない」と次第に受け入れられるようになった。

それとともに、Fさんの身近な世界に大きな変化が起こってきた。一つは、どこか自分を抑え、友人に迎合しながらつきあってきたFさんが、そういうつきあいからだんだん遠ざかり、新しい世界を求め、趣味の教室に通い、運動し、自分のための勉強を始め、ある資格を目指した。あれほど激しかった両親との葛藤、とくに母親との葛藤も、あえて取り上げなかったが次第に影を潜め、穏やかな関係に変化していった。

このような世界の広がりは、一方では一時的に行き詰まり感をもたらし、これでよいのだろうか、勉強がうまくいかない、人との関係が疲れる、遠ざかりたい、などと再び口にするようになった。治療開始から一年半後のことで、当初のような対人不安、抑うつ気分を訴え、また、そのように後戻りしたことにがっかりしているようだった。

治療者は、「行き詰まりましたね」と率直に伝え、「それについて一緒に考えてみましょう」と話した。そしてFさんは、「他の人との関係もこれだけよくなったのだから、もっと他の人と気持ちを分かち合ったり、勉強も思いどおりできるようになると思っていた」とその面接で語り、日記でもそのようなことを述べるようになった。そして自分を縛っている「べき」思考に気づき、「そんなに人生は思いどおりにならいですよね」と、次第に柔軟な考えができるようになった。

やや異なるが、引きこもっていたEさんにも同じような経過が見られた。Eさんの場合はさらに波状的で、行きつ戻りつが長く続いた。行き詰まったときには治療者にも攻撃的になり、また両親への葛藤が顕在化し、自分の怒りをぶつけることもあった。治療者は、「受容の促進」と「行動の変容」に基づいて粘り強く介入し、さらに時には緊迫した面接で「これはきみの問題」と直面化を図った。この問題については次章でも取り上げる。

Eさんは徐々にその行動範囲を英語の勉強、アルバイトなどと広げていった。この頃から、両親との葛藤が次第に影を潜め、時に社会経験が豊かな父親の助言も仰ぐようになった。しかし他者の評価に傷つきやすく、拒絶を恐れる傾向、そして些細なことをきっかけに落ちこんだり不安になったりすることが続いた。それを、その時々の治療者の介入、家族のサポートなどで乗り切っていったのである。

このようにゆれること、行き詰まり、そしてその乗り越えという経験が、自分を縛っているものに気づき、それを相対化し、確かな回復へと向かうチャンスになる。つまり、行き詰まりを通してクライアントの生き方が浮かび上がってくるので、それを治療者とクライアントが率直に話し合えれば、「ピンチがチャンス」となるのである。そこで明らかになってくるのは「べき」思考であり、それらはしばしばクライアントにとって自己親和的で、治療者の共感的指摘によって気づき、そのような自己を認め、そこから距離を取ることが可能となる。

家族との葛藤への介入を主とする螺旋型パターン

治療の初期から重要な他者、すなわち両親（または配偶者）との葛藤が表面化していたり、クライアントが治療に行き詰まったときに、重要な他者との葛藤が浮かび上がってくることがある。治療の初期からその問題に取り組むこともけっしてまれではない。そして親の問題を傾聴し、そのつらさに共感しながら、森田療法の治療原則、「受容の促進」、「行動の変容」に取り組むように介入していく。しかし介入が早すぎると、クライアントには理解されず、拒絶されたという怒りや落ちこみを招く。

そうなると、治療はいとも簡単に行き詰まる。この場合、治療者には、率直に「行き詰まり」を表明し、ありのままのクライアントを受け入れるという治療的スタンスが必要になる。その根気強い働きかけによって、次第にクライアントはさまざまな心身の反応や自己自身、そして現実を受け入れていくことが可能となる。

◆当初から親との葛藤が問題となったGさん

二十代後半の女性、Gさんが親から勧められたと言って治療を求めてきた。二十代初めから続く慢性的うつ状態で、今までいろいろなところで治療を受けてきたがうまくいかず、訪れたという。診断は、気分変調症（神経症性うつ病）。

彼女の葛藤は他者、とくに親との関わりのなかで自分が受け入れられていないと感じると、落ちこみ、死にたくなり、そして怒り、さまざま身体的な不快な症状（主として皮膚症状と胃腸症状）が出現する。それが苦しいという。外来森田療法を行うことにしたが、最初はGさんの話を聞くことを主とし、簡単に対人関係における悪循環を指摘するにとどめた。当初は、治療の焦点は共感的でない父親への怒り、自分が愛されていないことへの恨み、死にたくなる感情をめぐって行われることになった。そのような感情について、「それ自体自然なもの、責任ないもの、ただそれを感じていくこと」などと助言し、一方で、「ご両親の態度もそうだけど、現実はなかなか思うようにはならないよね」と折にふれ伝えていった。それとともに行動への踏み出しを助言したが、なかなか治療はそのような形で進まなかった。

治療者の言動についても、そこで落ちこみ、それを日記に次第に表現するようになった。治療は膠着状態となっていったが、クライアントのネガティブな感情表現について治療者は、「行き詰まりましたよね」、「ごめん、ごめん、今の助言は受け入れ難かったかもしれない」、「そんなふうに率直に自分を表現してくれると治療の行き詰まりがよくわかってありがたい」などと、できるだけ率直に面接、日記のコメントを行った。そして自己中心的な訴えの背後に傷つきやすさ、孤独感、人への希求などがあることを理解できたので、ありのままのクライアントを受け入れ、それに沿ったゆっくりとしたペースで介入していった。「ありのままの自分でよいのです。すべてを完全に、と思うとつらくなる」、「人に配慮しすぎると、自分の持ち味、感性を殺してしまいます」などと、森田療法の最初のリフレイミング、「過剰に考えすぎること、過剰な自己意識」をクライアントに受け入れられるような形で示し、欠損感で悩んでいるクライアントの発想の転換を促していった。

このような状態が長らく続いたが、次第に治療の関係は安定し、少しずつ親との関係も修正された。その頃から、治療者の介入を通して、次第にGさん自身が「べき」思考で自分を縛っていること、自分の感情や人との関係は時にはどうにもならないことに気づき、受け入れられるようになり（「受容の促進」の介入）、それとともに、自分なりのペースで家事などに取り組めるようになった（「行動の変容」の介入）。

このように家族との葛藤が表面化すると、それに対処することが治療を進めていくうえで必要となる。外来森田療法を進めていくために、生活世界への取り組みとそこでの自己のあり方、つまり親の問題でなく、自己の問題として取り組むまでには、時に長い治療の期間を要する。そこでは今までの森田療法以上に治療者・クライアント関係に注意を払い、それをいわば「対人関係練習のモデル」と位置づけ、思ったことをそのまま率直に表現するように勧め、それを治療者がしっかり受け止めていくことが必要となる。このような家族間の葛藤、配偶者との葛藤を抱えている人たちは、治療の場面でも治療者の何げない言動に激しく反応する人たちである。それを精神分析では「転移」と呼ぶ。私が行う外来森田療法では、それは今まで学習してきた対人関係で、治療者との間で率直な自己開示を含む治療的関係、ラポールが成立することによって、それ自体を探求しないで解決できると考えている[2]。それとともに大切なことは、そのような関係も、これからの生活世界での人間関係を円滑にし、人に合わせるのでなく自分の思い（生の欲望）を表現するための練習と、折にふれ伝えていくことである。いわば治療的関係が生活の場に開かれており、そのような経験をもって、家族や他者と関わるように働きかける。

そして必要に応じて、とくに青年期のクライアントの場合は、環境調整などの介入、あるいは森田療法に基づいた家族療法的介入を根気よく行い、治療、クライアントの取り組み、家族の協力が同じような方向を向くことが、この時期の介入としては重要となる。

◆治療の進行とともに家族葛藤が表面化したHさん

Hさんは、三十代後半の女性。二人兄妹である。小さいうちから自分を抑える優等生タイプかつ頑張り屋で、思春期には一時的に過食、嘔吐を繰り返し、そのような自分がいやだった。大学に入っても学業に頑張り、専門職に就く。過食はいつの間にか治っていた。仕事はいやと言えずに何でも抱えてしまうタイプで、また人との関係でも傷つきやすい点があり、苦労した。しかし友だちは多かったし、そのつきあいは楽しかった。二十八歳のときに通勤途中の満員電車でパニック発作。その後、空間恐怖（乗り物恐怖）も出現。なんとか仕事は頑張ってやっていた。

三十歳で結婚、職場と勤務地が変わり、友人とのネットワークが切れた状態になった。パニック障害治療のため薬物療法を受けるが、効果は限定的で、電車には乗れず、だんだん行動範囲が狭まり、夫に依存せざるを得ない状態であった。しかし夫が仕事で遅く、一人でいることが多いなど、不安恐怖が募ったため、森田療法を希望して私のもとを訪れた。診断は、広場恐怖を伴うパニック障害。

治療は不安へのとらわれ、悪循環について面接で取り上げることから始め、その打破について「受容の促進」と「行動の変容」の介入を行った。次第に日常の不安は軽減した。乗り物恐怖には焦点を合わせず、それは職場に行く一つの手段にすぎず、他の手段で行けばよいことと伝え、むしろ日常生活、とくに仕事の仕方などを話し合った。治療者の介入を通して、他者の評価を気にして仕事を抱え込み、自分を縛っている優等生的自己（「べき」思考）に気づき、ほどほどにすればよいと自覚し、行動を変えることができるようになった。

その頃から、依存していた夫が次第に仕事にかまけて帰らないこと、一人でいることが強く意識され、それについて悩むようになってきた。隠れていた夫との葛藤が表面化してきた。

夫に注意が向き、その一挙一動に一喜一憂してしまうような状況となった。夫婦の間は緊迫した状況となり、そのような状況を避けるように、夫は仕事や仲間のつきあいにのめりこんでいった。Hさんは孤独感を強め、不安感、抑うつ気分が強まった。

夫からの承認、受け入れてもらいたいという気持ちが、拒否される不安となり、それがまた夫からの承認を求めるという悪循環に陥り、その結果仕事に対して「べき」思考を強め、彼女の仕事、生活への不全感を強めるようになった。いわば家族へのとらわれである（Ⅶ章図5参照）。

それについて、「これも治療の行き詰まりです。このようなピンチは生き方を変えるチャンスです」と伝え、具体的には、夫との葛藤と全く関係のない仕事に臨機応変に取り組むこと、自分の活動する世界を広げること、夫に伝えたいことは短くアッサリ伝えていくこと、などを話した。仕事も自分のペースで行えるようになり、無理なものは無理と伝えられるようになった。また、Hさんは旧友との交流を復活させ、あるサポートグループにも参加し、そこでの友人関係もだんだん深まっていった。

乗り物恐怖はある程度続いたが、それ以外の不安、落ちこみはだんだん薄れ、夫との関係も、「今まで依存が一〇だったが、今は四ぐらい」と述べ、夫の動向に以前ほどぴりぴりしなくなってきた。「今まで、仕事も、夫との関係も優等生すぎた」と述べ、「これから自分なりに、楽な生き方をしていきます」と笑いながら述べた。


このように治療の経過とともに、しばしばそれまで解決されなかった葛藤、とくに情緒的に重要な他者に対しての葛藤が浮かび上がってくる。それは配偶者、両親に対する依存と憎しみ、あるいは攻撃などという形で表面化してくる。Cさん、Dさん、Eさんも治療の初期から中期のゆれと行き詰まりのときに「べき」思考が明らかになるとともに、家族葛藤が強い形で表面化してきた。

あるいは治療の中期にかけて、Hさんのように行き詰まるとともに、配偶者の葛藤を意識し、そこでの配偶者へのとらわれが表面化し、それに取り組む必要が出てくる場合がある。

とくに対人関係で傷つきやすさがある思春期、青年期のクライアント、あるいは慢性的な抑うつ、不安状態に陥っている成人期から中年期の女性、時に男性も、親や配偶者への葛藤を強く自覚しており、その対応を必要とする。

4　転回型の乗り越えパターン

◆Cさんのどん底体験と乗り越え

治療開始からしばらくは、シミュレーションを棚上げにし、直接職場に行ってそこでの仕事に取り組んでもらうことにした。Cさんは無事に復職し、何とか休まず会社に行けるようになっていった。治療開始から六ヶ月ほど経って、仕事の負担、責任が増え、それとともに不安、抑うつ状態が再燃、過去の仕事のことでの後悔、夫に離婚されるのではないかと見捨てられる不安、支配的な母親への怒り、恨みなどが吹き出してきた。それらが頭の中でぐるぐる回り、Cさんの苦しさが募ってきた。面接、日記で「つらい気持ちが強まった」、「自分は役に立っていない、駄目な人間」、「焦りがひどい」、「死にたい」と訴えてきた。

治療者は、「死にたくなったのは、今までの生き方の行き詰まりからです。もっと楽な生き方を求めているのです」、「今までの生き方の行き詰まり、回復はこのように行きつ戻りつしながら進んでいくのです」、「ご主人のことは決めこまないこと」、「自分の気分、ぐるぐる回る考え、現実の自分はどうしようもないもの、そのまま放っておくこと」、「母親への怒りは自然な感情、そのままに感じていくことです。それは今までCさんを縛っていた家族の呪縛から離れ、緩めるための作業です」と、面接や日記で繰り返し伝えていった。

そして治療者は根気よく、シミュレーションや「べき」思考と現実は別と、その思考の相対化、無力化を意図して介入していった。それと対で、その時々の生活世界での直接経験を「心が動いたらスーッと動いてみること」、「～したいと思わなければ梃子でも動かないつもりで」などと伝え、自在な生活世界への関わりを促していった。

二ヶ月ほどつらい「どん底体験」をし、それを治療者、夫、会社の上司などの支えで乗り越えていったCさんは「自分の気持ちはどうしようもないもの」、「現実はこんなもの」とある種の諦念を得ることができるようになった。

それとともに、「三十代のバリバリ仕事をしていた自分と比べていた」、「こうしなくてはならない、そうしないと他の人にも迷惑がかかる」、「それができない自分はだめ」などと自分を決めこんでいたことを自覚し、治療者の「受容の促進」、「行動の変容」の介入がここではじめて、Cさんにとって腑に落ちた経験となった。

「失敗してはいけない」、「完全でなければならない」、「人の期待は裏切ってはいけない」などの「べき」思考がCさんをうつ病に追いやり、それを慢性化させたのである。

Cさんの行き詰まりは、そのような「べき」思考を浮かび上がらせ、Cさんは、その修正に治療者と一緒に取り組んでいった。そしてさらに配偶者、母親との葛藤が表面化していった。それを今までの育ってきた環境から当然起こり得ること、自然なことと共感的に伝え、それをそのまま感じ、受け入れていくように援助した。それとともに、生活世界への直接経験の仕方に介入し、そこでの経験を明らかにし、できたことについて治療者は賞賛を惜しまなかった。それにつれてシミュレーションは影を潜め、その時々の作業、生活そのものに入りこめるようになった。次第に八年も続いたうつ状態は軽快し、流れていく経験をしたのである。

このどん底体験は、治療者の介入により、Cさんを思春期から縛っていた「べき」思考の修正を通じて軽減されていった。Cさんは花の香りが好きで、通勤時にそうした生活世界での自然な感じを楽しめるようにまでなり、「何年ぶりでしょう」と笑顔で報告した。また、仕事では本来の人なつっこさ、面倒見のよさも発揮されるようになった。週末には料理にも没頭し、親との関係も穏やかなものとなってきた。

◆対人恐怖の青年Dさんの立ち直り

対人恐怖のDさんは、人前で堂々としていなければならない、常に人に受け入れられなければならないという、かくあるべし自己、「べき」思考に縛られ、そうでない現実に直面すると恐怖が募り、時に深いうつ状態に落ちこんでしまう。これを解決するために、自己啓発本を読み、話し方教室、あるいはアサーティブ・トレーニング（自己主張するためのトレーニング）などに通った。すると、むしろそれにとらわれ、そうあるべきだと自分を縛り、そうできない自分にまた絶望し、自信を失っていった。入院森田療法も受けたが、すぐに後戻りしてしまった。

社会人になって、行き詰まり、私の治療を受けることになった。

当初治療は順調に進み、それまでになく症状を受け入れ、仕事に取り組んでいった。しかしすぐに壁にぶつかり、症状は後戻り。それを何とか持ちこたえ、症状を受け入れ、行動を広げていったが、やはり同じように行き詰まってしまった。

Dさんの苦悩、焦りは募ってきた。時に「死にたい」という気持ちにも襲われる、自分を傷つけたくなる、などと面接、日記で訴えるようになった。また、この頃に家族、とくに父との葛藤、怒りが表面化し、それを面接や日記に表現するようになった。

治療者は率直に、「つらい気持ちを素直に表してくれてありがとう」、「つらい気持ちはよくわかりました」などと伝えた。そして、「死にたいのは自分で自分を縛っているものに追いつめられているから、本来の自分の欲望を発揮していないから」と面談、日記で伝えていき、「べき」思考ゆえに追いつめられていることを明確化していった。そして「親への怒り、うらみは今までのことを考えれば自然なこと、そのまま今は感じて、持ちこたえていくように」と伝え続けた。

「このようなどん底にあるときこそ、変わるチャンス」、「死とは再生、新しく生きたいからです」、「親からの影響を抜けて、本来の生き方をつかむチャンス」などと、むしろ変化できる可能性に言及し、さらにそこでの問題点を話し合っていった。そのような話し合いから、Dさんは「べき」思考についてかつてなく自覚が深まり、そこで治療者は「なるようにしかならない」、「緊張している、そして元気のない現実の自分をそのまま感じ、表現してみること」と伝えた。そして、自分の症状を周囲にわからないように何とか隠そうと汲々としているDさんに、「開き直り」を勧めた。

しかしDさんは、仕事上の失敗、同僚との人間関係の行き詰まりなどから、さらにどん底状態に陥っていった。そして意を決したDさんは、信頼できる上司に涙ながらに自分の状態をありのままに話すことができた。治療者はその経験に感動を表して、「ありのままの自分の弱さを表現できました。それがしなやかな強さともなり、成長のきっかけにもなるのです」と讃えた。このような経験で「べき」思考からさらに自由になり、Dさんはありのままの自分(「現実の自分」)を受け入れられるようになった。

自分を縛っている「べき」思考を相対化するにつれ、あれこれ考えないで仕事に入りこんでいけることも経験できた。そこでの人間関係でも、本来の人なつっこい性向が表現され、また、人に受け入れられるかどうか、あれこれ悩むのも自分の傾向で仕方がないことと受け入れられるようになってきた。それがまた、かえって仕事への前向きな姿勢を引き出していくようになったのである（生の欲望の発揮）。

その後も時々、仕事や対人関係で悩み、行き詰まり感覚を覚えることはあるが、何とか自分で乗り越えられるようになった。面接では、ゆれ、行き詰まり、そして乗り越えというDさんの経験について話し合い、ありのままの「現実の自分」を受け入れること（受容の促進）の介入を行っていった。

XI　治療の実際――治療後期から終了へ

1　治療後期から終了へ

乗り越えと終了

これまで(1)治療導入、(2)治療前期、(3)行き詰まりと乗り越え（行き詰まりの時期）、という三つの治療の局面を描きながら、そこでの治療者の介入とクライアントの経験について述べてきた。クライアントが生活世界に踏み出す、新しい経験を模索する途中で行き詰まる、そこを乗り越える、これらが治療上の重要な転機になることは前章で指摘したとおりである。ここではその流れをもう一度検討しながら、終了に至るまでの様相について述べていきたい。クライアントは、とらわれているときは似ているが、終了に至る様相は人それぞれで変化に富んでいる。前章では、乗り越えと終了に至るまでの三つのパターンを解説した。

治癒に向かっていくプロセスは単一でなく、変化に富んでいることは以前から知られていた。たとえば池田数好は、入院森田療法では、治癒に向かっていくプロセスに大体三種類あると指摘した。[1]　(1)治療の各段階を通じ平均してよくなってゆくもの、(2)ある時期までかなり治療に抵抗を示し、急激によくなっていくもの、(3)軽快・悪化を繰り返しながら全体的によくなっていくもの、という三種類である。これについては渡辺久雄も、外来での intensive psychotherapy を試行した約六〇症例の経過もほぼ同様であると述べている。[2]

速やかな乗り越えと終了パターン

X章で述べた「速やかな乗り越えパターン」は、穏やかなゆれ、行き詰まりと乗り越え、そして速やかな終了に結びついていくものである。これは池田の(1)に該当する。Aさん、そしてここで挙げるIさんがこの乗り越えパターンであった。

◆パニック障害のIさんの場合

三十代初めの女性、Iさんが治療を求めてきた。結婚を目前にした二、三年前に不安発作に襲われ、近くの心療内科でパニック障害の診断で治療を受け、症状そのものはだいぶ軽減した。結婚はこの不安のために延期してもらっていたが、親元を離れて生活することが心配で、そのことを考えると落ちこみ、自信をなくしてしまうとのこと。

治療は、あれこれ考えることを棚に上げ、不安をもちながら、直接的に生活世界に踏み出してみることから始めた。そして、そこで何を感じるのか観察し、それらについて面接で話すことにした。Iさんはそれまでの適応もよく、「べき」思考はさほど顕著でなく、家族との葛藤も認められなかった。治療の初期から、行動することで不安な感情が流れる経験をした。それとともに、自然が生き生きと感じられるようになると、「こうしてみたい」という素直な気持ち（生の欲望）を感じられるようになり、それを日常の生活場面で行動に結びつけられるようになった。思いきって婚約者の住まいを訪ね、自慢の料理を一緒に作ることができてとても感謝もされ、また自分自身も喜びを味わった。もしかしたら結婚できない、親元を離れては生活できないなどと決めこんでいた「べき」思考を棚上げにすることができるようになった。そして、直接世界に踏み出すことでそれは柔軟なものへと変化し、とらわれに落ちこんでも「いつものやつ」と客観的に見て、放っておけるようになった。

治療は数回の穏やかな面接で終わり、後に手紙で、新しい生活がスタートしたこと、不安になることはあるが、そのまま放っておけるようになったということなどが、感謝の言葉とともに書かれていた。

Aさん、Iさんでは、症状をめぐる悪循環（とらわれ）が打破された時点で、そのまま治療は終結した。いわば治療前期から中期で症状の改善と社会的機能の向上が得られ、その時点で治療が終了する場合である。時には何ヶ月後にまた症状が悪化し、相談にくることもあるが、多くは、人生上の出来事、進学、就職、人事異動、対人関係の行き詰まりなどが契機になる場合で、その対応をめぐって話し合い、その乗り越えの経験を援助する。そして、そこでまたあっさりと治療は終了に至る。

このように短期で治療が終結する場合もけっしてまれではない。そういう場合は、(1)思春期・青年期などに発症するが、それなりに適応しており、その後の人生上の危機から症状へのとらわれが増し、その時点で相談にくる事例、(2)「理想の自己」と「現実の自己」との相克、あるいは「べき」思考がさほど顕著でない事例、(3)家族間の葛藤が顕著でない事例、(4)すでにある程度人生の行き詰まりを感じ、それについて自己理解が進んでいる場合、などである。

このような改善の仕方は不安障害、なかでもパニック障害や強迫性障害で比較的よく見られるパターンである。

螺旋型の乗り越えと終了パターン

「螺旋型の乗り越えパターン」とは、「ゆれ」、「行き詰まり」、「乗り越え」を繰り返しながら、次第に終了に向かうものであり、「速やかな乗り越えパターン」よりゆれ幅が大きく、その時々の乗り越え経験が重要になる。これが乗り越えと終了に至る外来森田療法の基本的なパターンである。Bさん、Eさん、Fさん、Gさん、Hさん、そして後に挙げるMさんが該当する。

このプロセスでは、「べき」思考の修正が主となる場合と家族間の葛藤への介入が主となる場合があるが、多くのクライアントではそれらは重なって出現する。「べき」思考の発生を考えれば、当然ともいえよう（Ⅷ章参照）。これは池田数好のいう(3)に該当しよう。

「べき」思考への介入が主となったもの

Bさんの治療面接の後期から終了にかけては、穏やかな面接が続いた。そこでのテーマは人生上の出来事であり、Bさんが経験したことに言葉を与え、明確化する介入であった。つまり、経験について「受容の促進」と「行動の変容」から明確にし、生活世界への関わりが容易にできるように心がけながら、伝えていった。

Bさんが二十歳を過ぎると、必要なときに人生相談をするだけとなった。臨床的にうつ状態は認められず、対人関係も率直に自己主張が可能となり、悩み、そして楽しみながら、大学生活を送っていく状態である。Bさんの自己意識は、時に逆三角形に戻るが修正が可能で、地に足がついた生活を送っている。この面接がBさんの症状の再燃、再発を防ぎ、波乱に富んだ青年期を乗り切っていけるようにし、それなりの洞察を得ることを可能としたのであろう。

【Bさんは、ありのままの自分でいいのだという感覚が育ち、それとともにその行動が人の言動に左右されることが少なくなってきた。そして、彼女の子どもの頃の、人好きな一面、マイペース、好奇心の強さなどが生活場面で表現されてきた。思春期から続いた神経症性うつ病はこうして終息したのである。】

Eさんの生活世界が広がり、そこで現実のさまざまな問題が出現してきたが、そのつどそれを話し合うことで乗り越えていった。そして次第に、Eさんを縛っている「他者の評価を気にする、人に受け入れてもらうこと、完全であること」という「べき」思考が緩み、治療者の介入を通して、「現実の自己」を受け入れることができるようになってきた。治療開始から数年経ち、あるきっかけから、仕事につくことができたEさんは、紆余曲折もあったが次第に仕事に入り込み、仕事への充実感も味わえるようになった。

時には薄氷を踏む思いだった面接は、この時期には穏やかなものとなり、Eさんの人なつっこさ、素直さをそのまま感じ取れるようになった。そし今まで経験したことを明確にし、それを通して彼の

自覚を深めていく面接となり、次第に終了へと結びついていった

【Eさんは自分を縛っているものから自由になり、何年かぶりで社会とつながれ、自分がまじめで粘り強いこと、向上心があること、人との関係も配慮的だが、距離もとれるようになったこと、などが理解できるようになった。それが彼の自己受容を促進し、生の欲望に裏打ちされた行動の変容がなされていった。青年期の一〇年ほど続いた引きこもりを伴う社会恐怖、気分変調症に終止符が打たれることになった。】

Fさんのゆれと乗り越えは次第に緩やかになっていった。その後も人生上の変化から、落ち込み、対人不安などを感じていったが、日記にも書いてきたように、それも自然なこと、その背後に自分の欲望を認め、受け入れていった。回復への経過は、行き詰まり、その乗り越えという形を取った螺旋型で、ゆっくりと自分としての人生を歩みだした。面接は数ヶ月に一度行い、穏やかに彼の体験をそのまま受け入れ、それに言葉を与え、それを内在化できるように介入していった。そのような面接がしばらく続いたが、やがて終了となった。

【Fさんの持つ向上心、仕事にまじめに取り組み、そこで工夫すること、チャレンジすることが好き、人に対する繊細さと人を求める心、感情の激しさ、などがそのまま彼の人生を彩ることになった。そしてFさんはこのような自分でよい、と自分自身を受け入れるようになった。思春期からの社会恐怖は終息に向かった。】

家族との葛藤への介入が主となったもの

Gさんは親自身や自分の感情を変えられないならば、それをそのまま受け入れること、すなわち、自分の問題として引き受けることができるようになってきた。それとともに、生活世界への踏み出しが可能になり、そこでのさまざまな経験をそのまま感じ取れるようになり、落ちこみ、怒り、不安、なども少しずつ抱えられるようになった。そして、ゆっくりとだが着実に螺旋型の回復へと向かっていった。

面接は穏やかなものになり、生活世界での経験を意味づけ、成長していることを保証していった。面接の間隔は次第に伸びて、終了に向かっていった。

【十代後半から続いた親との葛藤は影を潜め、むしろ老いた両親にとって、時には頼りになる娘となった。受け身だった人生により積極的に関われるようになり、思春期から続いた神経症性うつ病（気分変調症）が成人期後期で終息に向かった。】

Hさんは治療開始から三年で、仕事も家族の関係も安定していった。Hさん自身が自分をこれでよいのだと受け入れ、そして小さい頃からの活動的で人の世話が好きなHさんらしさが生活世界で発揮されるようになった。数ヶ月に一度行われる面接では、その時々の人生の出来事とそれへの関わりを通して、治療者は「そのあなたでよいのです」とありのままにHさんを受け入れ、そして「自分を受け入れ、自分を生かすこと」と自覚を深めるような介入を行い、しばらくして終了へと向かっていった。

【小さい頃から自分を縛っていた「べき」思考から自由になり、よい子でいる必要はないと思えるようになった。それがさらに自己受容を可能にし、また本来の世話好き、人なつこさなどが現実の生活場面で出てきた。配偶者のこともありのままに受け入れていくことが以前より可能になり、また、今まで避けていた仕事場面での責任あるポジションを引き受けることができるようになった。おそらく思春期から断続的に続いていた神経症性障害が成人期の後半で終息した。】

転回型の乗り越えと終了パターン

「転回型の乗り越えパターン」では、治療は比較的早く行き詰まり、時に膠着状態となり、そしてある「どん底経験」をした後急速に転回し、乗り越える。池田のいう(2)が該当し、Cさん、Dさんがこのパターンであった。

Cさんは急速に転回し、乗り越えを経験した後、「このような穏やかな人生がくるとは思っていなかった」と日記に書いてきた。面接も穏やかになり、Cさんらしく生きていることがそのまま伝わってきた。治療者は「これでよいのです」とCさんを受け入れ、そこでの自然な生き方について、「あなたを縛っている「べき」思考から抜けられたようです。この感じを大切に」と面接、日記で伝えていった。家族間の葛藤、とくに母親との葛藤について、「あの人はあんな人、仕方がないと受け入れられるようになった」と述べたのは、治療開始後三年であり、八年も続いた慢性うつ状態は軽快した。このような回復へのプロセスで起こった経験について、面接で話し合い、その内在化を促すような介入を行った。

治療もほぼ終わり、必要なときに相談にくるという形である。

【Cさんの青年期から成人期前半は、仕事、家族の世話で突っ走った時期だった。治療を受けるうちに、そのように自分を縛らなくてよいと心から思え、自分で自分を受け入れられるようになった。それとともに、日常の些細なことを感じ取り、そして喜べる自分を見つけていった。仕事も総務のような内容に変わり、その時々で無理なものは無理と言えるようになった。青年期から続いた親との葛藤にも距離をとれるようになり、これで自分も自分の人生もよい、と思えるようになり、初めて穏やかな人生を送ることが可能になった。青年期からの神経症的傾向、成人期前半からの神経症性うつ病（気分変調症）は中年期の入り口で終息した。】

Dさんが自分のことをありのままに上司に告白した後は、次第に穏やかになり、彼らしい生の欲望（おそらく子どもの頃のあり方）が素直に表現され、恐怖についてもそのまま受け入れられるようになった。面接ではそのような経験を明確化し、内在化できるように介入していった。治療は終結に向かい、「自分で何とかやれそうです。今までと違ってあまり構えないで生活できそうです。素直な自分になれました」と伝えてきた。

まだ対人緊張など今まで目の敵にしてきた症状は残存しているが、それをそのまま受け入れ、その価値づけから抜けられるようになった。それとともに、青年らしい仕事への情熱が感じられるようになり、「はらはらびくびくしながら仕事をしていますが、お客さんの立場に立ってものが考えられるようになりました。そうなるとお客さんにも認められ、麻雀にも誘われました」と嬉しそうに面接で話し、治療は以後必要なときに予約をとるということで終了となった。

【思春期から自分を縛ってきたものから自由になり、地獄を生きているようだったと形容した苦悩の時期は、十数年で終息した。そしてはらはらびくびくする自分をありのままに受け入れるとともに、自分の素直な生の欲望を感じ、発揮できるようになった。社会恐怖とうつ状態は成人期で終息した。】

治療の後半から終了へ――よくなった経験を言語化し、内在化する介入

症状をめぐるテーマから、生活世界にどのように関わるか、そこでの行き詰まりと乗り越えの経験をめぐって面接は進むようになる。ここで今まで述べてきたように、このゆれと行き詰まりを、あるクライアントはゆっくりと螺旋形を描きながら、あるクライアントは劇的に乗り越えていく。そして次第に面接は穏やかなものになっていく。この時期は「べき」思考が段々に影を潜めて、自己の欲望が発見され、発揮される時期であり、また終了に向かって重要な時期でもある。ここでクライアントは、「生の欲望と死の恐怖」という相即・対性をそのまま感じられるようになる。

力動的精神療法家である神田橋條治は、この点に関して示唆に富む指摘をしている。「探索の途中でわたくしは、プレ・バーバルな関わりで生じた転回がしばしば後戻りすることに気づいた。そして治療的転回がおこったのち、その転回をコトバを用いてお互いに確認しておくと、逆戻りが防げることに気づいた。[3]」

学派は違うが、この指摘は森田療法とほぼ同じことを指していると思われる。入院森田療法におい

ても、森田自身が形外会で退院者に対して行った心理教育や、鈴木知準が退院後の追体験を重視したのも同様な意味があろう。[4]

では、そこで見られる経験とは、それをどのように明確化し、言語化し、その内在化を援助するのであろうか。乗り越えのパターンは異なるが、そこには共通した経験が存在するように思われる。それらを事例に則してまとめてみよう。

①　受容の促進

(a)症状の脱価値化／コントロールの断念とありのままに経験すること——「べき」思考の相対化

ここで挙げたクライアントに共通することであるが、以前は目の敵にしていた症状をそれと決めつけずに、受け入れられるようになった（「べき」思考の相対化）。いやなことはいや、時に落ちこみ、不安になり、くよくよと悩むのであるが、それはそのときだけになる。

Fさんが治療の後期に次のように述べた。

「はらはらびくびくしながら、仕事をしていますが、お客さんの立場に立ってものが考えられるようになりました。そうなるとお客さんにも認められ、麻雀にも誘われました。」

この時期の面接は、クライアントのそのような経験について、それが「ありのままの自己を受け入れること。そのままでよいのです」、「これが回復するということ。以前のきみとずいぶん違ってきたのです」などと、その経験の意味を回復と関連させながら明確化する介入を行う。

(b)自己受容――「理想の自分」の修正と「現実の自分」の受容

このようなことがそのまま自己受容につながっていく。苦悩することは、自己を受け入れられないことと同義語であろう。そのようなクライアントがある程度、これで自分はよいのだ、と思えるようになってきた。それには、「理想の自分」（かくあるべし自己）が柔軟となり、「現実の自分」をありのままに受け入れることを必要とする。

この(a)、(b)と同時に次の重要な経験がされるようになる。

② 行動の変容

(a)生活世界への直接経験

「べき」思考で縛られなくなると、そのまま生活世界に踏み出し、そこで悩み、そして喜ぶことができるようになる。それがまた、それまでの人生の経験とは異なった意味合いを与え、生きていることそのものが深く実感できるようになる。

(b)生の欲望を発見し発揮する――恐怖と欲望の相即・対性を知ること

先に挙げたクライアントの終了に至る面接を読んでもらえばわかるように、そこには素直な生の欲望の発見と発揮を見いだすことができる。そのような生の欲望はしばしば児童期の再現であり、それがその年代にふさわしい形で表現されることである。いわば子どもの心と大人の知恵の統合である。

それゆえ、その時代のことを生活史から聴取することの重要性がある。

それとともに、欲望と恐怖の相即・対性を知り、体験できるようになる。

Fさんは治療の後期の日記に次のように書いた。
「人と仲良くなりたい。でも、話しかける勇気がなかなか出ない。そういった気持ちが現実なのかもしれない。そういったはらはらびくびくと欲望が混在しているからこそ、生きることが実感できるのだと思う。」

Fさんが書いたように、この相即・対性ゆえに私たちは生きることをそのまま実感していけるのである。これがまた、直接生活世界を経験する重要性でもある。

後期の面接で、「症状があるときはどのように生きていましたか」と確認することがある。クライアントは異口同音に、「生きている実感はなかった。なんだか霧の中にいるようだった」、「あまりよく覚えていないんです」などと言う。

それは恐怖を打ち消すことに汲々とし、欲望を感じ、その相即・対性を実感できなかったからであろうし、世界を直接経験することが少なかったのだろう、と思われる。

終了に向けた面接では、クライアントの生活世界で経験したことに言葉を与え、それを内在化できるような介入を行う。それが、なぜクライアントがよくなったかという自覚を深め、再燃、再発を防止するからである。

2　乗り越えの契機

乗り越えの契機(i)――「行動の変容」と自ら問題として引き受けること

治療の進行とともに、クライアントの関わる生活世界が広がり、それがまたある危機を準備する。

治療者とともに、「行動の変容」と「受容の促進」に焦点を合わせて取り組んでいくうちに、その危機を乗り切っていく。そして治療は次第に「とらわれ」すなわち「症状をめぐって」から、「自己の生き方をめぐって」へと変化していく。それとともに、今まで不可能と思っていた症状、苦悩の引き受けが可能になるとともに、自らの生の欲望を行動に結びつけ、さらに生活世界に深く関与していくことが可能になる。

ここでは何が得られたのであろうか。

J・D・フランクとJ・B・フランクは、心理療法を求める人たちに共通の特徴として「士気の低下」を挙げた。[5] そして士気の低下をきたしている人たちは、「自分が自分自身の期待や他者の期待を満たせなかった、あるいは差し迫った問題に対処できていないということを意識している。彼らは、自分にはその状況を変える力がない、あるいは自分自身を変える力がないと感じている」と描写される。これはそのまま、本書で挙げたクライアントにも当てはまるだろう。

そして、「心理療法の目標は、しばしば患者が自らの問題に関して責任を認識し引き受けるように助けることを含んでいる」という。それがクライアントの「自己効力感」（自己統御感）を高め、士気の低下から脱却し、治癒へと結びついていくからである。そこに行き詰まりと乗り越えという治療的意味があり、ここで挙げたクライアントがつかんだ感覚の一つは、この「自己効力感」であろう。それはクライアントが生活世界に踏み出し、そして今までできると思いもしなかったことへの取り組みとその達成、すなわち「行動の変容」に進むことによってもたらされるものである。それがそのままクライアントの成長、変化へとつながっていく。

つまり外来森田療法とは、クライアントが引き受けられる（それがしばしば難しいのであるが）範囲で、危機、行き詰まりを準備し、それを乗り越え、それまでと違った生き方を獲得していくのを援助するものともいえる。クライアントはそれらを通して、自己効力感をつかんでいく。

さらに、治る契機としてもう一つの側面があることも忘れてはならないだろう。むしろ、こちらの経験がより深い変化であろう。それは「受容の促進」に関わるものである。

乗り越えの契機（ii）――「受容の促進」と自己の弱さをありのままに受け入れること

ここでは、自分の弱さをありのままに受け入れる（「現実の自己」を受け入れる）技法として告白を取り上げてみよう。さてDさんのように、今まで人に知られまいとしてきた、人といるときの緊張について告白を勧め、それが治療上の転機になることは知られている。

森田が[6]、後には黒川が[7]、対人恐怖者に対し告白を勧めている。

森田は二十歳男性、赤面恐怖者の約四ヶ月間の通信治療を報告している。この治療例では、森田の逆説的介入が随所に見られる。クライアントが理想化した森田との言語的対話を通して、その逆説的介入を生活世界で実践し、回復していった様子がうかがえる。たとえば「恥じるべきことは恥よ」、「自分自身になれ」などであるが、治療の後半の介入として次のようなコメントがある。

「自分は人を見つめ得ぬ小心者であるということを真面目に真剣に、人に対して告白なさい。カラ威張りしようとすればますます弱く、自分自身のありのままになりきれば最も強くなるものです。」

そして最後の手紙で、クライアントは「先生の御教訓通り、現在では、自分を偽り飾らないように、自分本来の姿に帰ろうと努力しています。心に思ったことはすべて人に打ち明けるようにしています。そして「自分は小胆者である」ということを誰にでも告白します」と述べている。

ここからわかるように、以前は死を考えるほど行き詰まっていたクライアントが、森田の逆説的介入、とくに告白の勧めを通して「べき」思考を緩め、あるいは無力化し、現実の自己を受け入れることを可能にしたのである。

また、黒川は自らの対人恐怖克服の経験から、「対人恐怖症全治における告白の意義」について論じている。

赤面恐怖の治療において、はらはらしながら必要なことができる段階を第一のゴール、赤面恐怖を告白することを最終ゴールとして、自分の症状を隠さずに話せる、そしてさらに建設的な行動がとれることを目的とする。黒川は告白によって、主観的な悩みが客観化され、自分の独りよがりだったことに気づくことを指摘している。

これらの見解に同意見であるが、対人恐怖そして神経症性障害における告白の治療的意味については、さらなる検討を要しよう。今まで述べてきたように、自己治療も含めて自分の弱さを隠し、かくあるべき自己に近づこうと努力すること自体、苦悩を強めるのである。そして告白とは、弱い、欠点と決めつけていた自己の経験をありのままに受け入れることであり、「べき」思考を無力化し、「現実の自己」そのものを受け入れる作業である。それはここで論じてきた、「受容の促進」の介入である。すなわち、症状を「価値づけしないこと」とその「コントロールの断念」の二つの契機が告白には含まれている。すなわち肥大した自己意識を削ることであり、そのことが生活世界への直接的介入を可能とする。

3　乗り越えられない人、乗り越えにくい人

乗り越えられない人たち

治療初期の中断例について

長らくうつ状態で悩んでいた三十代の男性、Jさんが親に勧められて渋々という形で受診した。これも親の勧めでいろんな資格を取ろうとしたが、実習などしなければならないときに、人との関わり方がわからず苦しくなり、落ちこみ、そこを辞めるということを何度も繰り返した。生活は親に依存している状態が続いていた。

治療は最初スムースにいったかに見え、症状もある程度軽快した。しかし親とのいさかい、現実の生活場面などから落ちこみ、症状がよくならない、と一方的に治療者に伝える形で、治療は中断した。

以下は、そのような申し出に対し私が書いた返事である。

「治療を中止したいとのことで、残念です。このような治療は根気のいる作業で、即効性はありません。

調子の波はあるものの、しかし悪いなりに粘っていけば、心身の調子は変化していくものであることを体験してみてください。それが、あなたの今後の人生に必ず役に立つと思います。これからの人生でご自分を生かすことができるよう祈念いたします。」

二十代後半の男性Kさんは、抑うつ、不安状態で長いこと悩んでいた。父親の関係する勤め先で何とか適応していたが、週末はほとんど引きこもり、学生時代に比べて元気がないということで、父親が引っ張ってくるようにして治療を求めてきた。

父親とはあることで相談に乗り、感謝されたいきさつがあり、父親もクライアントも治療者がまるで万能であるかのような期待をもっていた。

治療の導入に時間をかけ、まずは練習する形で、「不安をもちながら踏み出して、どのような経験をしたか、教えてください」とゆっくりとした形で治療を進めることにした。しかしある意味では当然の経過であるが、治療はすぐに行き詰まり、そこでクライアントは落ちこみ、うまくいかないと父親に訴え、父親も交えた合同面接を経て、治療は中断とした。

治療の中期で中断する場合

Lさんは三十代前半の男性である。思春期から対人恐怖、とくに自分の視線が鋭く、表情がおかしいので、人に不快感を与え、そして避けられていると考えてしまう重症の対人恐怖だった。それゆえ社会的に孤立傾向があったが、頑張り屋の一面があって大学を何とか卒業し、ある専門職の資格を目指して勉強に取り組んでいた。しかし人と一緒にいると過度に緊張し、避けられていると苦悩するLさんは、次第にアルコールに依存するようになった。それとともに、このようになったのは親のせいと、両親に対して攻撃的にもなった。

さまざまな治療を受けたがよくならないということで、森田療法を希望して私のクリニックを訪れ、外来森田療法（日記療法）を始めることになった。

治療は難航した。些細なことで落ちこみ、うまくいかないと治療者、両親に対して攻撃的となる。治療者はいわば薄氷を踏む思いで、できるだけクライアントをありのままに受容し、それとともに「受容の促進」と「行動の変容」を主眼に働きかけていった。治療は少しずつ進んでいき、専門職の資格も後一歩で取得できるまでになった。そして、その関係の事務所にも就職が決まり、仕事が始まった。治療開始後二年目のことであった。

ところがそこで大きな行き詰まりと症状の再燃が起こり、Lさんは自分自身と治療そのものに失望し、治療者に対して再び攻撃的となった。

治療者は行き詰まったことを率直に話し、そこで何回かの話し合いがもたれ、Lさんは「自分でやってみる」と治療者に伝え、その時点で治療は終了となった。

治療者としては、ここを乗り越えられたら、自己を受け入れ、そして自己を生かすことができると伝えたが、Lさんには受け入れられなかった。

Jさん、Kさん、Lさんには失望に対する耐性のなさがあり、また中断に至る時点でも、治療者が自分のあらゆる問題を解決してくれるという万能的、観念的期待をもっていたと思われる。この精神療法は、自己変革し、成長するのを援助することによって問題を解決しようとするものであり、クライアント自身にしてもらうことが多いのである。そしてそのような万能的な期待は、失望、怒り、回避などといった形を取って、治療はやはり中断するに至る。

私は、これは仕方がない、と考えている。万能な精神療法はなく、またそんな治療法はこの世に存在しない。中断した後に、そこからその人の人生が変化していくのであれば、むしろそれもよし、と考えている。

乗り越えにくい人たち

森田療法の治療原理、「受容の促進」(価値づけしないこと、コントロールを断念すること)そして「行動の変容」を内在化するには、フランクが指摘するように自らの問題として引き受ける作業が不可欠である。

これがいかに難しいかは、どの学派の精神療法家にも周知の事実であり、それには依存をどのように処理するかが緊密に関係している。それはまた、一般に治療抵抗とその処理と呼ばれるものである。[8]それに対して森田は、時に不問的態度で、時に明確化、直面化することで、その内在化を援助した。それは三つのパターンに分けられる。

① 苦痛、不安をそのまま治療者に投げかけ、その解決を求めること

治療者に対していわば万能的期待をもって症状を訴え、その解決を治療者に任せてしまうクライアントに対して、森田はそれを原則として取り上げず、不問に付し、時にそのあり方を鋭く問うた。たとえば、クライアントが「どうしたらよいでしょう」というような訴えをすると、それを不問に付すのである。また森田は、放っておくのと逆に、「頭が軽くなった、精神が爽快になった」などとクライアントが症状の有無に拘泥して日記に記載することに対し、「これは単に一の自覚に過ぎない。病症ということから見れば、苦痛と同一である。爽快の後には、この反動として常に必ず不快の来るものである。真の健康は、快と不快の感を脱却した時にある」[6]と症状に一喜一憂するクライアントの「べき」思考の修正を迫る。つまり症状をそのまま受け入れ、みずからのものと引き受けることや症状の有無を生きることの基準にするような「べき」思考のあり方を浮かび上がらせ、その修正を働きかけるのである。

②　治療者の言うことに従っていること、頼ってしまうこと（盲従）

森田はある入院患者を例にとって、盲従に対して鋭く直面化を迫る。

……なかなか柔順にならない。例えば、「この盆栽に水をやる事を忘れぬように」と注意すれば、同君は「どうも自分は気がつかない、頭が鈍い」という風に、いわれた文句と、自分の都合とばかりを考えて、盆栽のことを見つめようとは少しもしない。つまり注意された一つの盆栽にばかりへ水をやり、そのほかの水の切れている盆栽へは、水をやる事に気がつかない。また翌日は、もう盆栽も花も自分とは全く無関係である。私はいつもこれを「お使い根性」と称して、「この盆栽に水をやる」という文句だけのお使いをして、盆栽を世話し、育てるという事には注意を払わず、すなわち探し求めるという事なしに、ただその指ばかりを見ると同様である。これではいたずらに我情にとらわれるばかりで、決して柔順ということの稽古にはならないのであります。[9]

このように森田は、「お使い根性」を鋭く指摘し、本来の自発的な心の動きの大切さを強調した。森田は「盲従」、「お使い根性」というような「ただ言われたことをやる」という心のあり方が治るということの障害になると熟知していたのである。もう一つ、森田が徹底的に糾弾して止まない心の態度があった。

③　治療者の言うことを聞かないこと（強情）

森田は、全面的に自分に問題の解決をあずけてしまうことも、ただ言われたことしかしない、自発的な心の動きのないこともズバリと指摘し、自覚を促した。三番目は、森田が強情と呼んだあり方で、森田の言うことを一応受け入れているように見えながら、結局自分のやり方を変えられない人たちである。森田は言う。

いま私が「試験を受けよ」と忠告する。その時に本人は「こんなに頭が悪くて、できるはずがない」と考える。それを「我」という。しかし森田が折角そういうから、「良き人の仰せに従いて、地獄か極楽か、一かバチか、行きつくところまで、やってみよう」というのが、平たくいえば「試みる」、上品にいえば「まかせる」という心境である。この「我」と、「試みる」という事とが、意識的に自覚して、はっきりと、心の内に両立して、実行に現れるのを「従順」というのである。

この際、大西君は、自分で「できるはずがない」と独断し「我」を張りて、易者よりも預言者よりも、神様のお告げよりも確実なる森田の診断を試してみようという一挙手・一投足の労をもとろうとしない。これを強情というのである。[10]

そして、森田は自分なりのやり方を修正して、とりあえず「試みること」、つまり行うことの大切さを強調してやまなかった。それはただ森田に言われたとおりにするのでなく、また自分の今までのやり方をただ守るのでもなく、試しに疑問をもちながら、素直な心をもってわからないままに取り組んでいくことが重要であるという。

行き詰まりと、治療者が腹をくくること

ここまで治療の行き詰まりに対する森田の対応について述べた。たしかにクライアントも家族も治療者も試行錯誤、悪戦苦闘しても治療がうまく進まない例もある。

引きこもった青年Eさんの例を挙げてみよう。クライアントは、対人場面での傷つきやすさとしばしば怒りの反応を示し、自分のファンタジーと観念の世界で生きているような人であった。しかし人を非難するときの舌鋒は鋭く、家族も恐れをなしていた。日記療法を行いながら、不安、抑うつ状態を受け止めていくこと、少しずつ行動を広げていくこと、そこでの問題点などを話しあっていった。ご両親はあれこれと心配して仕事、生活のことなど彼のためによかれと思ったことをするのだが、ことごとく裏目に出る。現実の壁にぶつかり、彼は怒りや抑うつで反応する。一方では自分のファンタジーを延々と語り、他方治療がうまくいかないのは治療者の腕前が悪いからだと当てこする。本人は

母親に依存的で、あれこれと要求してくる。それについて母親も縛られ、外出もままならない状態になってきた。家族には彼に率直に家族の気持ちを伝えること、行動もできるだけ自由にしてほしいと伝えたが、なかなか困難であった。

このような状態がしばらく続いたが、クライアントが自分の問題を環境、家族のせいにするのではなく、自分のこととして考えだそうとする兆候がかすかに見えてきた。私はあるとき、いつものように周囲を非難する言動に対して「それはきみの問題」ときっぱりと伝えた。私はいわば腹をくったのである。そしてこの問題について彼との間で緊張したやりとりがあった。

その頃に、あることから両親とぶつかり、両親は率直に、このような生活はもう無理だ、と彼に伝えた。ここでもかなり緊迫したやりとりがあった。それを受けて、二回の家族面接を設定した。彼は自分の傷つきやすさ、自分の弱さをそのまま認め、それを引き受けながら、身の丈にあった生き方の模索を始めた。彼の回復が始まったのである。また両親も、いわば期待の子どもであった彼のありのままを認め、受け入れていこうとした。家族もある種の覚悟を決めたのである。治療者、本人、家族が同じ方向を向くことから変化が始まった。つまり、それぞれがある種の覚悟をしたのである。

XII　治ること

1　治る期間について

一般に、入院森田療法は治療期間が短い点が強調される。しかし私の経験では、むしろ退院後の現実の生活世界で遭遇する危機と乗り越えが、その回復に必須である。そのため、退院後に治療を継続することが、再燃防止、経験の深化のために重要であると考えられる。

この点に関して、鈴木知準の入院例（914例）の追跡調査（自己評価によるもの）は興味ある結果を示している。[1]その自己評価の段階として、A段階＝通常かつての不安症状を意識することなく活動的な生活をしている、B段階＝いくつかの症状は意識されるが、それを不安と感じることなく活動的な生活をしている、C段階＝未だ症状を不安と感じるがそれによって障碍されることなく、比較的普通の生活ができる、D段階＝不安のため、普通の生活ができない、と分けて、それについてアンケート形式で入院時、退院時、追跡時（退院後二年以上、平均六・三年）の状態を聞いた。

そこでは退院時、C段階66・3％、D段階19・3％だったものが、追跡時には、A段階16・8％、B段階42・6％、C段階36・7％、D段階にとどまるものはわずかに3・9％であった。そして高度に改善したもの（A、B段階）のうち70％は、退院後二年から三年あまりでその状態に達するという。

「治療を受けている患者には経済的問題やいろいろな時間的制約があり、全治の真の終結まで治療が出来ない人が多い。しかしC段階には到達するまで治療を受ける必要があると考える。……その間の治療には、普通では、退院後は医師との面接治療ということになるであろう。C段階まで到達すれば、患者自身が生活態度を正していけば、平均値でいえば大体、28・7ヶ月から42・0ヶ月で全治AB段階に到達することができると考えられる。」

鈴木はとりあえずC段階に到達すれば、退院後、現実の生活をしながら、折にふれて治療者のもとに出向き、その体験を深め、次第に治癒に向かっていくと述べている。

森田の時代には形外会〔月に一度、入院患者・退院した人・外来患者と森田やその後継者たちの集まりで、互いの体験を発表し、それを森田が論評し講話をした〕、鈴木の場合は追体験といい、一ヶ月に一回、週末に作業をし、鈴木の講話を聞くことを勧めている。したがってここまで治療に含めれば、いわゆる高度改善まで達するための治療は、二～三年はかかるということになる。

では、その間に何が起こったのであろうか。これについて岩井寛・阿部亨は、高良興生院の入院患者の追跡調査を行った。[2] 退院時によくなった者のなかには、退院後半年ないし一年間はかえってつらく悪くなったように思ったが、その後徐々によくなって、現在は退院時よりもよいという感想を述べる者が多かった、と報告している。

つまり、よくなっていくクライアントは退院後六ヶ月から一年ほどで行き詰まり、悪化し、そしてその乗り越えがさらなる改善をもたらすことを経験している。

さて、われわれも思春期例の不安障害について追跡調査を行った。[3] そこでは退院後、(1)一年以内はむしろ悪化し、そこでの治療的関係の維持が必須であること、(2)退院一年目から三年目に多くの例で改善に至ること、(3)人生上の試練、変化（進学、就職、結婚など）が治癒促進的に働くこと、などがわかった。このことからも退院後、さまざまな形でクライアントは行き詰まり、その乗り越えが回復には重要であることがわかった。

このような追跡調査からは、入院森田療法、退院後の治療、そして治療者を離れた後の自分自身の人生の取り組みなどからクライアントは治癒に至る、と考えられている。

私の外来森田療法でも、治療は一～五年間ほどかかる場合もまれでなく、上述の追跡調査の結果を考えれば当然といえよう。

外来森田療法では、初期から中期までの症状をめぐる段階、さらにその行き詰まりと乗り越えまでが、いわば入院森田療法の時期に該当する。そしてその後の後期から終了に至るまでの、生活世界での経験を面接で明確にし、深めていく穏やかな段階が、退院後の形外会や追体験に相当しよう。

2　治ることと自覚

森田が考える治ること

森田は治ることについて、三つの段階を想定している。[4]

第一段階は、「「気分の悪いまま、こらえて働く」これができ出したら、修養の程度でいえば小学卒業というところです。」

これが鈴木のいうC段階に相当する。不安をもちながら目の前のことに取り組むという、森田療法の治療原則をある程度身につけた段階である。この時点では自己意識（「べき」思考）は肥大したままで、時に人生上の出来事、他者との葛藤から、後戻りすることも多々ある段階と想像できる。治療のプロセスからいえば、症状をめぐることが治療のテーマになっている段階であり、「行動の変容」が身についてきた時期である。

第二段階は、「「気分の悪い時は、いやなものである。また気分のよい時は、朗らかなものである」という事実をそのままに認める事は、諸行無常という事実を認めると同様であって、この程度が中学卒業に相当する。このように「事実唯真」の動かすべからざる事を知れば、いまさらいやなものを朗らかにしたり、無常を恒常のものに見替えたり、相対を絶対にしたりする不可能な精神葛藤がなくなるから、ただそれだけで非常に安楽である。」

この時期は、鈴木のいうB段階からA段階までを含むものであろう。このB段階とA段階はかなり流動的で、人生上の出来事などと関連し、揺れ動くものであろうと思われる。

この時期は、自己をめぐることが治療のテーマとなり、「べき」思考を修正し、現実の自己をありのままに受け入れている段階であろう。今まで述べてきた「受容の促進」に主に関わる局面（価値づけの否定、コントロールの断念）を示している。これが鈴木大拙のいう即非の論理につながる体験である。苦悩は苦悩であるのか、苦悩が苦悩でなく、それゆえに苦悩は苦悩である、という認識のあり方を示している。そこでは自らの苦悩を自らのものとして引き受けたときに、それは苦悩であるが、苦悩自体が人生上の意味をもつようになった。あるいは、苦悩がその人を成長させてもいく力、本来の苦悩となるのである。そこではじめて、悩むこと自体が意味をもつということになる。

それとともに、森田は触れていないが、生の欲望が行動の変容と連動し、自分自身を受け入れ、生かしていくことができる段階である。そこでのクライアントの経験を明確化し、内在化を促していく介入が、すでに述べたように、治療の後期から終了に向けて行われる面接である。おそらく、多くの例では治療はここで終了する。臨床的にはこの段階が治った時期に相当しよう。

この治ることに関して、高良武久が重要な指摘をしている。

対人恐怖がなおれば、対人関係において抵抗感やきゅうくつな思いがまったくなくなるものと思っている人がいることである。これは、正常人として、あるていどの対人恐怖的心理はわれわれの生活の上で必要なものであり、恐怖症がなおってもこれがまったくなくなるわけではない。……対人恐怖がなおるというのは、対人恐怖的とらわれがなくなるということであって、人間性としてあるべき対人配慮や、あるていどの対人的緊張感などが全くなくなることを意味するのではない。[5]

これは、きわめて実際的な観点である。この理解は、即非の論理、つまり恐怖は恐怖であるには、恐怖は恐怖でなく（とらわれでなく）、恐怖が恐怖となる。本来の対人配慮、緊張となり、それがその人としての個性ともなり、持ち味となる、という私の見解とほぼ同じものである。

新福尚武が指摘しているように、「精神に関する療法では、「痕跡もなく」、「完全に」、「元通り」になることはまずありえない」[6]のである。むしろ私の立場からは、治ることは必ずその人の成長、変化が起こっており、それ自体常に流動的である。

また全治、治癒、改善、軽快の個々の区分けはあまり意味をもたず、自己洞察を元にして、生の欲望を発揮して生活をしている場合は、治療効果ありとした方が実際的であるという岩井寛らの見解[2]は妥当であろう。

そして第三段階として、「この苦楽の評価の拘泥を超越して、ただ現実における、我々の「生命の躍動」そのものになりきって行く事ができれば、それが大学卒業程度のものでもあろうか。「善悪不離・苦楽共存」とかいうのもこの事である。」

そしてそれらをまとめ、「以上説明したところにより、世の中の現実で、誰もが人並みにそうやっているところの「苦しいままに働く」」、それが小学程度、次に「苦しい事はいやである」そのままの事実を認識するのが中学程度、さらに「いやとか好きとかの名目を超越した」のが大学程度である。」

これはⅦ章で述べた実存的段階で、自在な生き方をしている時期である。「べき」思考に基づくやりくりを抜けて、その世界そのものを経験し、行動していけるようになる。いわばその時々の流れに任せて、自在に生きる様相である。これはいわば理想型に近く、臨床的な治癒像として求めるものではないだろう。最終段階ともいえる実存的段階は、死と生の問題に直面した人たち、あるいは人生の晩年につかむことができる境地であろう。

治ることは固定的か、変化するものか

ここまで治ることについて、それは固定的な境地でなく、むしろその時々に人生との関わりにおい

て流動するものであると述べてきた。この点に関して、森田が主宰する形外会の会長をその発足当時から務めていた香取修平氏の発言を見てみよう。その当時彼はすでに中年期であり、森田が見込んだ人ゆえ、森田のいういわゆる中学、あるいは大学卒業、鈴木のAあるいはB段階にある人と推測される。森田学校の優等生であろう。先ほど引用した第五十六回形外会での〈治る〉をめぐる話し合いで、香取氏は率直に自分の状態を告白する。

香取氏　私に、もう一つ治らないところがあります。それは気分が悪く気がクサクサしてくると、どうにも仕事に手がつかなくなる。

商売の事で、ちょっと手違いでもあると、今にも全財産を失って、ルンペンになるような恐怖に襲われるんですな。

女中の紅茶の入れ方が悪かったというような、ちょっとした事が、癪にさわって、三時間も四時間も、不愉快な気持ちが治らない事があります。

森田先生　気分が悪い時、実際には、貴方はどうしますか。

香取氏　どうにもしかたがないから、そのままで、我慢してやるんですな。

森田先生　その通り。それで上等です。その「気分の悪いまま、こらえて働く」これができ出したら、修養の程度でいえば小学卒業というところです。それは貴方が入院した時、初めに習った事ではありませんか。

香取氏　その通りです。また一等初めに逆もどりしたわけですな。（笑い）

さて私は香取氏の率直な自己開示に感銘を受けた。このように治ったといってもその状態はむしろ人生上の出来事でゆれ、それを乗り越え、さらに自覚が深まっていくものと考えた方がよい。治ることは、決して固定的ではないであろう。それは香取氏のように、人生上のさまざま出来事から、時には小学卒業となり、あるいはそこから中学卒業、さらには大学卒業となり、それがまた振り出しに戻ることもある。これもまた螺旋型の経過を取るのであろう。

さらに岩井寛らが指摘しているように、パーソナリティの陶冶成熟を治癒判定に際して考慮に入れなくてはならないが、その評価自体きわめて難しい。

なぜならば、その人の成熟とは、その人がライフサイクルのどこにいるのか、家族、職業、社会的役割などによっても違ってくるからである。思春期、青年期はその時期なりの、そして成人期、さらに中年期にはそれにふさわしい治り方があるのであろう。今までの森田療法の〈治る〉という論議で決定的に欠けていたものは、その視点であろう。

3　ライフサイクルと治ること

ライフサイクルの観点から

さて今まではどちらかというと、治るパターンあるいは治りにくいパターンなどと治療者側の視点から述べてきた。この章のまとめとして、ライフサイクルの視点から、本書で挙げた事例について、改めて検討を加えてみよう。これはその人のライフサイクル、その時期によって治り方が違うということに結びつくであろう。

C・G・ユングは私たちの人生を、毎日の太陽の運行にたとえている。

この太陽は無明の夜の大海から上っている。そして天空高く昇るにつれて、太陽は、広い多彩な世界がますます遠く延び拡がっていくのを見る。太陽は自分の意義を認めるであろう。そして最高の高みに、つまり自分の祝福を最大限の広さに及ぼすことの中に、自分の最高の目標を見出すであろう。……正午十二時に下降が始まる。しかもこの下降は、午前のすべての価値と理想の転倒である。太陽は矛盾に陥る。……光と暖かさは減少していき、ついには決定的な消滅に至る。[7]

ダニエル・レビンソンは、人生を四季にたとえる。[8]

児童期と青年期は特有の喜びと葛藤を伴う時期、成長し、来るべき成人の準備をする形成期（およそ二十代まで）として注目されるとする。次の成人前期（四十代まで）は社会的な意味での「大人」になっていく時期で、エネルギー、能力、可能性などに満ちあふれているが、他方、外圧も大きく、本人の衝動と社会の要求が強く絡み合っている時期である。そして中年期（六十代まで）には、ユングが指摘しているように、人生上最も重要な転換期が始まる。それは自己の見直しであり、より個性的な生き方を探求する時期でもある。そして老年期（六十代以降）では、生と死という問題をよりリアルに捉えざるを得ない時期であろう。

そのような観点から、事例を見てみよう。

成長モデルの治り方（第一段階から第二段階）

治ることが、親からの心理的自立、あるいは親との葛藤の緩和と自己効力感の獲得と深く連動していく場合である。いわば青年期の成長と密接に関連していると考えられるので、成長モデルの治り方と呼んでおく。ここではまずBさん、Eさん、Gさん（螺旋型の回復パターン）たちがこれに該当しよう。その治った段階は第一段階から第二段階であり、今後生活世界での経験、つまり人生経験を深めるとともに、さらに安定した状態に到達するだろうと予想されるものである。

たとえばBさんの治り方としては、Bさんが無力感から脱し、とらわれてもそこから自分で修正できる力がもてれば、それ以上の洞察はむしろユングが言うように危険であろう。これがむしろ思春期・青年期の治り方で、彼女の健康的なあり方を示している。

これはいわば成長モデルとでもいえる治り方である。ここでの事例のライフサイクルは、ほぼ成人の準備期であり、そこでは「生の拡大」がテーマとなる。それは、心身の発達（とくに性的特徴をもった新しい身体に出会うこと）、親あるいは社会の保護から少しずつ自立していくこと、それに伴う生活世界の広がり、などから特徴づけられる。

彼ら／彼女たちの挫折は、このような「生の拡大」の挫折であり、それは一方では「無力感」として体験され、それが生活世界への関わりを困難とする。

またDさん（転回型の回復パターン）、Fさん（螺旋型の回復パターン）も成長モデルに準じた治り方であったが、それとともに自己受容がより明確に自覚されていた。したがって、治る段階は第二段階で安定していた。

この段階で安定的になるには、成長モデルとともに自己受容という自覚、すなわち「べき」思考がより明確に相対化され、自己の無力感と限界をある程度受け入れる必要がある。

いずれにせよこの時期の治り方とは、「青年期の人間にとって、自分自身に打ち込みすぎることは、もうほとんど罪である。そうでないとしても少なくとも危険である」とユングの言うとおり、深い洞察はむしろ時には危険である。それよりも、さまざまな生活世界での出来事の乗り越え経験を通して、「これでよいのだ」というある程度の自己の受容とともに、「自己効力感」を獲得することが何よりも重要であろう。

行動の変容が主である治り方(第一段階から第二段階)

Aさん、Iさんの治り方も成長モデルともいえるが、ある意味ではあっさりと人生上の行き詰まりを乗り越え、それがそのまま治ることにつながっていった。ライフサイクルからは青年期に発症したのであるが、それを悪戦苦闘しながら何とか持ちこたえ、そして「大人」となり、人生にしっかりと根を下ろし、参入するために仕上げとしての治療を求めてきた、ともいえる。そして症状を乗り越えることは、「大人」になるために必要なことであった。

自己受容モデル（第二段階から時に第三段階に近づく）

しかし三十代後半から四十代にかけて治療を行ったCさん、Hさんは、思春期から背負って生きてきた親との問題、あるいはそこでの受け身の生き方を総決算する意味を、治療の場で語ることになった。

D・レビンソンは、成人前期と中年期の橋渡しをする時期を「人生半ばの過渡期」と呼び、この時期の課題の遂行が「人生半ばの個性化」と深く関連するとした。その課題について述べてみよう。これは一九七〇年代前半のアメリカ人男性のライフサイクル研究だが、現代日本にも当てはまることが多いので引用すると――

第一の課題は、成人前期という発達課題を完全に終わらせることである。この時期における自分の生活を顧みて、自分のやってきたことを評価し直さなければならない。

第二の課題は、中年期の開始に向かって第一歩を踏み出すことである。新しい生活を築きはじめる準備はまだ整っていなくても、現在の生活の好ましい面を修正し、新しい選択を試みることが出来る。

第三の課題は、自分の生活を深いところで分断しているみなもとの両極性《ポラリティ》（対立）を克服することである。

そして人生半ばの個性化のために、「若さと老い」、「破壊と創造」、「男らしさと女らしさ」、「愛着と分離」という基本的対立の再統合が必要とする。なかでも発達の上で変化の中核をなすのが、「若さと老い」の対立であるとする。

とくに、発達期に生じる変化で、成熟性、判断力、自覚、寛大さ、統合された構造、物の見方の広さといった〝老い〟の資質が増すのが普通である。しかしこうした資質が価値を持つのは、〝若さ〟のエネルギー、創造力、好奇心、愚かさや幻想を受け入れる能力によって、それらの資質に絶えず生気が与えられる場合に限る。〝若さ〟と〝老い〟をいつまでも結びつけておかなくてはならない。

ユングは更にダイナミックにこの間の事情について次のように描写する。「人生の午後にいる人間は、自分の人生が上昇し拡大するのではなく、仮借ない内的過程によって生の縮小を強いられるのだということを悟らなくてはならないだろう。」

つまり本書を貫くテーマ、私たちの苦しみの本質は「自己の欲するがままにならぬこと」、「自己の希望に副わぬこと」であり、その解決は、すべてが無常であることを知ることと密接に関係しよう。それは本書で展開してきた自然論に基づく人間理解であり、人間の限界を知り、それを受け入れてこそ、本来の生き方が見えてくるという理解とそのまま軌を一にする。

そして、このような心的状態を得るには、それまで自分を縛ってきた「べき」思考から自由になり、ありのままの自分を受け入れ、そして発揮するということがなされる必要がある。つまり〝老い〟を受け入れ、ということは自らの限界を知り、仕方がないと受け入れてこそ、本来その人の資質である〝若さ〟が表現されてくる。それがその人固有の「生の欲望」であり、それが森田療法の理解する個性化であろう。

Cさんは、治療の終了近くで、「べき」思考に振り回されることもなくなり、「母親のことは、今まで長女ということで押さえて接してきた。最近は仕事でも自分でやれることをすればよいと思えるし、母親のことは距離を取っていられるようになった。楽になったと思う」と語った。そこで初めて、母親が支配的で、それに対して葛藤的であったのだが、そこから抜け、Cさん本来の人の世話が好きで、自然が好きな面が人生のさまざまな局面で表現されるようになった。

Hさんは、「今まで優等生として、よい子として生きてきた。人の言いなりになって、人に合わせて生きてきたところがあった」と終了間近な面接で語り、「それが夫との関係でも自分を追いつめていたようだ。もっと楽で楽しい生き方をしたい」と述べるようになった。思春期からの課題を、パニック障害を乗り越えることで解決していき、Hさん固有の生き方をつかんでいった。

中年期の治り方について、さらにMさんの例を挙げてみると――

Mさんは五十代初めの研究者でキリスト教信者である。若い頃から自己をめぐる問題で悩み、時に落ちこみ、「自分とは一体何者だろうか」と常に問うてきた。中年期になって、人間関係で傷つき、私のところに治療を求めてきた。対人関係で悩み、そして他者の言動に自分がゆれてしまう。そしてその時々で自らの信仰についても迷いが見られ、それがまたMさんを苦しめることになった。

治療の詳細は省くが、面接は月に一回程度行われ、最初から穏やかだが、Mさん自身のあり方、生き方をめぐって展開し、いわば治療の後期から始まったようなものだった。私自身も学ぶことが多かったこの面接は、Mさんの繊細さ、傷つきやすさをどのように受け入れるのか、そしてそれを承認できないMさんの「すべてを思いどおりにしたい」という「我執」（Mさん自身この言葉を使った）のあり方をめぐって進んでいった。

私は、「あきらめることとは、Mさんの場合、単なるあきらめではないのです。それは神にゆだねること」、「できることをして、あとはおのずからなるものに任せていくこと」と伝えた。この言葉はMさんにとっても、新鮮な視点だったようである。「自分の無力さをありのままに受容すること、神の愛に支えられているからその勇気が与えられること、そしてできることとできないことを識別し、あとは神の御手に任せる信仰心が面接を通して確信できた」と日記で述べた。生活世界での人間関係でゆれ、行き詰まりながら、次第に思いどおりにならない現実の自己、現実、他者を受け入れ、そして自分のできることをするしかないと気持ちが定まってきたのである。それとともに、Mさんにとって最も本質的なことだったが、より神への信仰が深まり、そして自ずから本来のMさんのあり方が見えてきた。Mさんの本来の人なつっこさ、好奇心がそのままに自覚され、そして人の世話などの形で発揮されていった。Mさんの生き方が定まってくるとともに、治療は終了に向かっていった。ほぼ一年半の経過であった。

ここでは「生の縮小」が「実りある生」をもたらしていった。Mさんの場合は、外来森田療法のいわば実存的側面を示している。それは今まで東洋の思想で見てきた「無為自然」、道元の「自己を忘れ、自己に習う」、親鸞の「一切のはからいを放擲する、そのものにより本来の姿がおのずから現れる」ことと深く関係する。つまり自己の限界を深く知り、それを受け入れたときに、「自己意識」を超えた「おのずからなるもの」に身をゆだねることが可能となる。Mさんの場合は、それが神の存在であった。

森田は次のように述べる。「私のところの入院患者には従来、天理教やキリスト教や真宗、その他新興宗教のさまざまの者があったけれども、この療法によって自然服従ということを体験して、従来の信仰が虚偽であったということを知り、はじめて正しい信仰の道を見出したという者が多かったのである。[9]」

これが森田のいう「善悪不離・苦楽共存」（第三段階）に近いものであろうが、これ自体も固定的なものではない。Mさんの第一段階から第三段階までも、その時々の人生上の出来事と密接に関連して、揺れ動いていくものと思われる。そしてそのゆれがまた彼の自覚を深めていったのである。

XIII　回復のストーリー

前章で、「治ること」について論じた。それは、外来森田療法の治療介入によってクライアントにどのような変化がもたらされ、そして治療終了に至ったのかを述べたもので、とりあえず治療が終了した時点での評価であった。

一般に精神療法の効果とは、症状の軽減と社会適応の改善を目安とし、比較的短期の治療効果を評価するものである。しかし、症状の軽減や社会適応の改善と神経症性障害の終わりとは同じものだろうか。神経症性障害は再発が多く、しばしば慢性化すると指摘されてきた[1,2]。

では、そのクライアントの人生のその後の変化はどのようなものだろうか。その長期的な視点からの、とくに人生そのものと関連してそれらを検討したものは、きわめて少ない。治療が終了し、その後クライアントがどのように生き、変化していったのかについて、私たちは知ることが少ないのである。

本章では回復のライフストーリーという視点から、神経症性障害が最終的に終わるとはどのような状態なのか、それに到達するまでにどのようなプロセスが見られるのかを検討する。しかし実際の治療の場面では、そこまで知ることはできない。そこで、神経症性障害の回復プロセスとその障害の終わりを長期的な視点から回顧的に知るために、自助グループである生活の発見会〔森田療法の集団学習の会、以後「発見会」と略〕

の協力を得て、二〇〇三年夏から二〇〇四年夏にかけて聞き取り調査を行った。対象は発見会会員で現在も活動を行っていて、診断が神経症性障害、気分変調症（神経症性うつ病）であること、そして中年期の危機も乗り越え、安定した生活構造を確立し、神経症性障害がほぼ収束したと判断されたものを選択し、協力を依頼した。対象者の年齢分布は六十代から七十代前半で平均年齢は64・7歳、戦前から戦中に生まれ、高度成長期に青年期から成人期を過ごした人たちである。

対象者には、前もって次のことを説明して、協力を要請した。

①いつ頃からどのようにして不安障害・気分障害に陥ったのか

②それからどのようにして回復したのか（その経験について）

③その回復には何が役に立ったのか

④回復するにしたがって、その後の人生で変化したこと

⑤生い立ちと不安障害・気分障害に陥った頃と現在までの家族について

そして面談はテープに録音し、論文や著書という形で出版することもあるが、個人が特定できないようにプライバシーに配慮し、匿名性を守ることも伝え、承諾を得た。

ここで語られているのは、対象者が自ら語った回復のストーリーである。十分解析するに足る語りが得られた12名を検討の対象とした。その内訳（ICD‐10による診断）は、社会恐怖7名およびその近接領域2名（対人恐怖的心性の強い全般性不安障害1名、社会恐怖と併存した気分変調症1名）計9名、および強迫性障害2名、その他1名（身体表現性自律神経機能不全1名）である。社会恐怖、強迫性障害のうち、その人生で何らかの形での明らかなうつ状態を伴ったもの6名（気分変調症1名、

うつ病エピソード2名、抑うつ反応3名）であった。

この対象者たちは強迫性を帯びた恐怖、不安状態が主で、それらに抑うつ状態が伴う一群といえ、私たちが操作的診断を用いた森田療法対象群の特徴とほぼ一致する。また、これらが神経症性障害を代表するとはいえないが、森田療法の治療対象にある程度重なるとはいえる。[3]

解析に用いた資料は、インタビュー記録（約1時間から1時間半）、体験記〔「生活の発見」誌に発表されたみずからの経験を綴った記録〕である。

ここで使用する神経症性障害の収束とは、症状がほぼ消失していること、その年齢にふさわしい社会的機能の維持されている状態で、前章で述べた第一段階から第二段階に相当しよう。また、対象者がそれまでと違った生き方をしていると実感した状態を自己変容とし、それを最終的な神経症性障害の終わりと理解した。これは前章で述べた「第二段階から第三段階」より第三段階に近いものと考えられる。それらは固定的なものではなく、その時々の人生の出来事やその乗り越え方にも関連するものと思われる。

ライフサイクルの区分はレビンソンに準じて児童期（～12歳）、青年期（12～22歳まで）、成人前期（本論では成人期とする、～40歳）、中年期（～65歳）、老年期（65歳～）とした。

1　回復のストーリーを読む

テキストの解析法

テキストの分析は、まず対象例のテキスト化された語りや体験記を通読し、前項に挙げた①～④等について検討した。

その手順として、関連する重要な部分を選択し、その意味づけを行い、それらを比較対照、分類し、それらの関連を時間軸に並べ直して、カテゴリー化（概念化）を行った。このカテゴリー化にあたって、本書で述べた概念が該当する場合にはそれを用いた。それにより、回復のストーリーと治療との連続性がわかりやすくなると考えたからである。

こうして取り出したカテゴリーを時間軸に沿って並べ直すとともに、各々がどのような関係にあるかを検討した。ここでの分析方法は能智正博のいう質的分析過程の概略にほぼ即したものである。[4] このカテゴリー（概念）は《 》で示した。

対象者は、その人生の初期から対人不安を主とするもの（人生早期から対人不安を意識し、社会恐怖7名とその近接領域のもの2名の計9名）とそれ以外のもの（対人不安よりも「べき」思考、すなわち規範意識が目立ち、強迫性障害2名、身体表現性自律神経機能不全、いわゆる心身症と診断されるもの1名）に分けられた。それらを〈対人不安群〉と〈その他の群〉に分けて記述する。

対人不安群には、対人不安と連動する形で「かくあるべし」という規範〈「べき」思考〉が存在し、またその他の群には、人に認めてもらいたいという意味での対人不安、あるいは自己不全感が存在することを指摘しておきたい。

ライフストーリーを読むこと
ストーリーのプロセスとその構造とは、ブルーナーによれば、およそ次のような特徴をもつ。[5]

①私たちはむしろ、自分が出くわす状況の要請に応じて、自己を絶えず構成し、再構成し続けているのであって、それは自己の過去の記憶、未来への希望と不安に導かれてそうしている。

②書かれたものであれ、インタビューで自発的に語られたものであれ、転機のない自伝に出会うことはほとんどない。

③その転機とは、次のようにも理解できる。環境が私たちに変化を用意するとき、その変化を通して私たちは他者に向かい、自分自身を世界の中に見直す新しい方向と方法へと開かれていく。

つまり私たちが語るライフストーリー、あるいはここで取り上げている回復のストーリーは、常に世界と密接に関連しながら、自己を構成し、その変化は転機と呼ばれる。そこから私たち自身が新しい世界への関わりと方法をつかみ取り、それが自己の再構成へとつながっていくのである。

また、エスノグラフィー（民族誌（学））の立場からセクシュアル・ストーリーを論じているプラマーは次のように述べる。

ストーリーは、行動を求めて語る――何事かをしなければならず、また痛みはのりこえなければならない。苦難を受け、誰にもいえず、そして頻繁に悩まされる被害感から、セラピー、生存、回復、政治などへ大きな変化に向かう動きがある。……ナラティヴのプロットは、激しい苦しみ、沈黙を断ち切る要求、「カミングアウト」「受容」といった流れである。これらはつねに重要な変身のストーリーである。

注意が集まるのは、ナラティヴの基礎となっているパターン、その機能と構造である。……上述したストーリーはすべて三つの共通の要素をもっているとされる。そこには、いつものプロットに緊張を与えるような苦難があり、それにひきつづいて、何とかしなければならない危機、転機、エピファニーがあり――沈黙が破られる。これが変身――生き残りとおそらく克服――へとつながる。[6]

これはレイプなどをめぐるストーリーだけでなく、回復のストーリーとして理解できるものである。これらのストーリーに関する理解を踏まえて、対象者のライフストーリーを検討してみると、人生の危機、その対処、行き詰まり、転機と深く関連することが見いだされた。そして体験の様式と世界への関わりという二つの次元の出来事を、危機と転機という概念を用いて明確にしようと試みた。

これらの解析から、対象者の人生にまたがる回復プロセスには、四つの局面が存在し、それぞれが密接に関連しながら、その人の人生を特徴づけていることがわかった。その四局面を特徴づける大カテゴリー名を〔 〕で示した。

ライフストーリーにおける四つの局面とは次のようなものである。第一の局面〔ほころび〕（危機の芽生え、主として学童期まで）、第二の局面〔ゆれ〕（危機と長引く苦悩、思春期・青年期から時に中年期まで続く）、第三の局面〔引き受け（収束）〕（第一の転機、主として中年期）、第四の局面〔変容〕（第二の転機、主として中年期の終わりから老年期）へと続く。

この図に沿って共通の回復のストーリーを記述する。まず対象者の人生を要約して示す。匿名性を守るために、対象者を特定できるような情報は用いなかったが、その回復のプロセスの重要な点については改変していない。

2　回復のストーリー

対人不安群

(a) 社会恐怖群

◆Oさん――七十代前半の女性。

社会恐怖（赤面恐怖）が主で、十代前半発症～四十代後半収束。

四人同胞の長女、父親への恐怖、内気。十二歳で社会恐怖（赤面恐怖）発症。二十代前半で結婚、その後も回避的に行動すること《対処・戦略》で一時的な安定を得ていたが、子供の学校の父母懇談会に出席せざるを得なくなり、再燃。三十代半ばに行き詰まり、思いきってある先生に手紙を書き、日記療法を一年間受けることになる《踏み出しと出会い》。そこで「逃げないこと、行動すること」《行動の変容》を助言され、それまで家族に伏せていた赤面恐怖を夫に打ち明け、その先生の勧めで自助グループに参加する。それまで誰にも悩みを打ち明けることがなかったOさんにとって、この決断は自助グループの仲間との出会いと、他者による受容という初めての経験となった。次第に他の母親たちとも交流できるようになり、世界が広がっていった。

四十代に思いきって働きに出て《主体的行為》、そこで危機に陥ったが、しっかりと自己主張し、切り抜ける。職場でも高い評価を得ることができて《他者による受容》、四十代後半から五十代にかけて社会恐怖は収束した。受け身から主体的な生き方を通して、さらに人好きがするなど自分の気がついていなかったところを発見し、六十代で自己の悩みをさらに肯定し《受容の促進》、自分としての自由な生き方ができることを自覚した（螺旋型の回復*／症状の収束と自己変容は同時で連続的）。

＊螺旋型の回復とは、〔引き受け（収束）〕と〔自己変容〕が段階的、並列的に進んでいく場合を指す。X章での治り方、「ゆれ」と「乗り越え」を繰り返しながら回復に向かう場合（螺旋型の回復パターン）にほぼ該当しよう。

◆Pさん――六十代前半の女性。
　　社会恐怖（書痙）が主で、十代半ば発症～五十代半ばで収束。

五人同胞の三番目、幼少期に祖父母に預けられ、その後両親、同胞と生活するが、厳しい両親やなじめない同胞とつらい時期を過ごす。高卒後就職。社会恐怖（書痙）発症。二十代前半で結婚、二児をもうける。社会的接触を回避すること《対処・戦略》で一時的な安定を得ていたが、夫の単身赴任、子供たちの学校行事への参加、さらには結婚、娘の出産など社会的、対人的活動を余儀なくされ再燃。どん底の危機《行き詰まり》を迎えたPさんは、取ってあった新聞の切り抜きを頼りに四十代後半に自助グループに参加する《踏み出しと出会い》。そこで今まで誰にも打ち明けなかった彼女が初めて悩みを告白し、自分だけが悩んでいるのではない、という体験をする《他者による受容》。森田療法の理論を学び、発見会の役割、子供たちの世話、社会的役割を逃げないでこなしているうちに《行動の変容》、五十代後半に人前で震えていない自分に気づく。症状は収束したが、人の評価に敏感で消極的な自分に気づく。

さらに、人生の最大の危機（乳がん、六十代前半）に直面し、事実から逃げないで主体的に取り組む、その事実を引き受ける（エピファニー体験*）。すべてを自分で決めて、手術を受ける《主体的行為》。その経験からありのままの自分を受け入れる《受容の促進》とともに、他者との比較から抜け、自由な生き方へと彼女を導いた（転回型の回復／エピファニー体験*／症状の収束と自己変容はタイムラグがある）。

*本来は、エピファニーはキリスト生誕の際に東方の三博士が訪れたのを記念する祭日だが、突然のひらめき、直観、悟りを意味する。ここではプラマーに倣って、内的な意味世界が変わるほどの人生の刻印となる経験、という意味で用いる。

転回型の回復とは〈引き受け〉と〈自己変容〉が段階的でなく、ある経験をきっかけに急速に転回する場合を指す。〈引き受け〉と〈自己変容〉が同時的に起こる場合と、症状が収束した後にある経験を契機に自己変容へと転回する場合があり、Pさんはこれに該当する。

急速な転回をここではエピファニー経験と呼んだ。X章でいう「どん底体験」、そして回復に向かうもの〈転回型の回復タイプ〉に該当する。

◆Qさん――六十代前半の女性。

社会恐怖（手の震え）が主で、三十歳発症〜四十代後半収束、人生の転換期（三十代半ば、六十代初め）に抑うつ反応。

四人同胞の三番目、人見知りが強く、こうあるべきと自分を縛る傾向あり。高卒後就職、リーダー役に指名され、逃げるように三十歳で転職。転職先で、人前での手の震えを主とする社会恐怖発症。三十代半ば、頼っていた兄の死による不安抑うつ反応、行き詰まりから立ち直り、症状に向き合うようになって四十歳のとき発見会へ入会《踏み出しと出会い》。

四十歳後半に、「女性はかくあるべし」という頑なな《規範》（「べき」思考）が次第に修正され、〈感じることを大切に〉という生き方へと転換した《行動の変容／受容の促進》。退職後、一時的な抑うつ反応に陥り、医療モデルによる治療を受けたが、それよりも「そのままの自分を受け入れればよい」（どろどろとしたり、人を恨んだり、という感情はそのままでよいのだ）と気づき、ストンと気が楽になる《受容の促進》。（螺旋型の回復／症状の収束と自己変容は連続的）。

◆Rさん――七十代前半の男性。
社会恐怖を十代後半発症～五十代後半収束。

幼少時に両親離婚、父親に引き取られ、継母に溺愛されて育つ。人見知りする性格。十代後半に対人恐怖。その解決のために大学で心理学を学び、U学院入寮、上下関係の厳しい組織に就職するが、逃避的な姿勢と症状は変化なし。

五十代前半で退職、第二の人生をうまくやっていけるかどうか不安になり《行き詰まり》、自助グループに入会《踏み出しと出会い》。そこで自助グループの先輩に出会い《他者による受容》、また

「なすべきことをなす」、「人のために尽くす」「あるがまま」《行動の変容》という言葉を指針に次第に主体的行動へと踏み出していった。

五十代後半で症状は収束し、「もともとそういうことに弱いのだから、目をそらすのは仕方がないとあきらめた」という認識に達した《受容の促進／エピファニー経験》。強がったりするのは柄に合わないと段々悟ったのは、主体的に仕事に取り組んでいったのとほぼ同時期であった《主体的行為》。この認識に達したときにぐっとよくなった。（転回型の回復／エピファニー経験／症状の収束と自己変容はタイムラグがある）。

◆Sさん――六十代前半の男性。

社会恐怖を二十代後半発症～五十代初め収束。

三人兄弟の真ん中、怖い父親であった。子どもの頃から負けず嫌いだが、人の顔色を窺う傾向あり。中学、高校、大学とスポーツのレギュラーで活躍するという成功体験があり、人に認められたい欲求が強まる。この成功体験と社会人生活のギャップで悩み、社会恐怖が二十代後半に発症。

何とかごまかしながら仕事に取り組み、三十代に精神科クリニックで薬物療法を受けるが、効果はなかった。四十代初めに管理職になるが、その頃配偶者が病に倒れる《行き詰まり》。四十代前半に発見会に入会《踏み出しと出会い》。「悩んでいるのは自分だけではない、回復者がいる」《他者による受容》こと、行動する大切さは知ったが《行動の変容》、やはり「症状を取ってほしい、これさえなければ会社ではうまくいく」と考え、なかなか自分を変えることができなかった。五十歳近くになり会社の先輩から「よく思われなくったってよいじゃないか。大切なのは家族」《他者による受容》と言われ、「偉くならなくてもよい、これでよいのだ」《受容の促進／エピファニー経験》と考えられるようになった。（転回型の回復／エピファニー経験／症状の収束と自己変容が同時）。

◆Tさん――六十代の男性。
　社会恐怖（書痙）を二十代発症～四十代初め収束。

三人兄弟の末っ子。高校時代までは内気な子。大学では意識的に明るく振る舞うように努力した。就職し、一度転職、適応障害。すなわち環境に適応できず、不安、抑うつ症状を二十代前半から三十代初めに呈す。三十代初めに書痙、対人緊張。三十代半ば生活の発見会に入会《行き詰まりと踏み出し》。先輩に支えられ《他者による受容》、仕事と発見会活動に取り組み《行動の変容》、四十代前半で収束したが、その後仕事上の危機などを経て、森田療法の「両面観」（物事にはプラスとマイナスの両面がある）を身を以て体験し《受容の促進》、また発見会以外の人とのネットワークが支えとなった。

六十代前半に発見会でした講話では、症状のあった人生を振り返って、「マイナス面もあったが森田に出会ってさらに多くのプラス面があった」、「症状を克服することで、その克服力がその人の一生の財産となる」《受容の促進》との自己理解に達した。（螺旋型の回復／症状の収束と自己変容は同時で連続的）。

◆Uさん――六十代前半の男性。
　社会恐怖が十代後半～四十代後半、気分変調症が三十代半ばから四十代後半までで、気分変調症、社会恐怖とも収束。

　小さい頃より神経質、対人恐怖的（醜貌恐怖的）で母親に依存していた。大学一年のときにうつ状態、対人恐怖発症。入院森田療法で「行動すること」の重要性を知り《行動の変容》、大学卒業後に就職。

　会社での挫折、うまくいかない結婚生活などから三十代後半にうつ状態（気分変調性障害）と対人恐怖が再燃《行き詰まり》。四十七歳時、生活の発見会に入会《踏み出しと出会い》、「やることはやっているではないか」と他者から肯定され《他者による受容》、自分が頑なな《規範》に縛られていたことに気づき、「ありのままの自分でよい」と次第に社会的な挫折を受け入れ《受容の促進》、うつ状態も改善。一方では会社の新しいプロジェクトに参加、主体的に仕事に取り組む《主体的行為》。四十代後半で症状収束するとともに自己の限界を知り、《自己受容》ができるようになってきた。（螺旋型の回復／症状の収束と自己変容は同時で連続的）。

(b)**気分変調症・全般性不安障害（社会恐怖との併存あり）**

◆Vさん――六十代前半の女性。
　対人恐怖的心性の強い全般性不安障害（神経症的性格）と配偶者（アルコール依存）との葛藤から二回の遷延性抑うつ反応（三十代、五十代）。身体表現性自律神経機能不全が四十代後半から五十代前半まで。

三人同胞の長女。両親などから「こうあるべき」と責められ、自分を縛っていた。小学生の頃から人目を気にして、自分の感情を抑えてきた。二十代半ば、親の勧めを断りきれずに見合い結婚、三十代から全般性不安障害、三十代、五十代にうつ状態に陥る。四十代初めから宗教、カウンセリング講座などを受講、ますます「べき」思考が強まる。四十代後半、婦人科の病気で手術、夫との関係から自律神経失調症状出現《行き詰まり》。五十代半ば発見会に入会《踏み出しと出会い》。

その当時は親を恨み、自分を責め、夫に対して怒りを感じていた。自助グループの学習会での講師とのやりとりで「どのようなことを思ってもよいのよ」と肯定され《他者による受容》、「自分の感情はそのままでよい」と知り、それがそのまま自分の心にストーンと入った経験をする。自助グループに積極的に参加し、世話役などを主体的にするようになった《行動の変容／受容の促進》。夫に主体的に関われるようになり、ありのままの感情を受け入れることができるようになった。そしてうつ状態が収束し、《自己受容》につながった。（螺旋型の回復／症状の収束と自己変容は同時で連続的）。

◆Wさん――六十七歳の男性。

気分変調症（早発型、十代初めから六十代まで）および社会恐怖（十代半ば発症～四十代後半収束）。

一人っ子。放任で育つ。十代初めからうつ状態。十代半ばから身体的不調とともに「死の恐怖」。精神科受診するも軽快せず。そのころから視線恐怖、雑踏で人に襲われるような恐怖が出現。十代後半に一時引きこもり。

十代の終わりに森田療法の本に出会い、二十代前半入院森田療法（六ヶ月）を受ける《行き詰まりと踏み出し》。そこである先生と出会い、認められ《他者による受容》、職員として入院患者の面倒などを見ながら働くようになった。そこでの生活で仲間意識も芽生え、受け入れられる体験《他者による受容》とともに何とかやっていけそうだ《行動の変容》と思えるようになった。十代前半から続いていたうつ状態、社会恐怖は徐々に二十代で軽快。以後、発見会活動にさまざまな形で従事し、四十代後半で、社会恐怖収束。

四十代後半に、「森田療法で行き詰まり絶望的になった。絶望したときに、私の家が火事で焼けた。もうだめやな、という気がした。こんな馬鹿な自分でも救えるものなら救ってみろ、という気分になったときに向こうから彼らが近づき、暖かくしてくれた」《受容の促進／エピファニー経験》。この開き直り体験の後、五十代から六十代にかけて、「森田療法を知って何十年間は大人になろうと努力してきたが、その努力をやめた。そして自分を受け入れられるようになった。人生を探究することが一番面白い」《自己受容》。「自由になった」、「自分の好みとか本心みたいなものが、自分はこういうものだということがよくわかった」という（転回型の回復／エピファニー経験／症状の収束と自己変容はタイムラグがある）。

その他の群

(c) **強迫性障害群**

◆Xさん――六十代半ばの女性。

強迫性障害（確認行為）、心気障害が主で、三十代前半発症〜四十代前半収束。思春期から自律神経症状あり、六十代前半うつ病エピソード（三ヶ月）。

同胞の多いなかでの四番目、父への恐怖、両親の不和など強い家族葛藤あり。一過性の死の恐怖。十八歳ころから自律神経症状出現。高校卒業後就職。二十代前半結婚。二十代後半で子どもを亡くす。三十代前半に子どもが生まれたが、コントロールを失う恐怖、確認行為などの強迫性障害が出現。夫を依存と攻撃の渦に巻き込み、三十代後半にどん底状態（精神科に入院）。森田療法の本に出会い、生活の発見会に入会し《行き詰まりと踏み出し》、そこである先生に出会い、《行動の原則》《行動の変容》を学ぶ。また、その先生に体験談を書くように勧められ、それを「すばらしい」とほめられ、認められた経験《他者による受容》がさらに主体的な行為につながった。主婦、仕事、自助グループ幹事役などを次第に忙しくこなすようになり、四十代前半に症状は収束した。三十代から四十代にかけて三回の体験記発表がこの回復のプロセスを促進《受容の促進》し、また父との葛藤、悪夢が四十代前半に終わった。

Xさんは六十代前半に夫の退職、夫の病（肺がん）などの人生上の出来事により、夫との葛藤が再燃しうつ状態に陥るが、三ヶ月の治療（薬物療法）で軽快、これらのことにより森田の学び直しを行い、夫との和解を模索し、このことが《自己受容》を促進した。（螺旋型の回復／症状の収束と自己変容は同時で連続的）。

◆Yさん――六十代前半の女性。

強迫性障害（確認行為）を三十代前半発症～六十代前半でほぼ軽快、三回（三十代前半、四十代前半、五十代前半）のうつ病エピソード。

男兄弟にただ一人の女の子として育つ。よい子で、完全主義的傾向あり。小学校から高校まで一二年間無欠席。高校卒業後二年間勤めて、二十代前半で見合い結婚。二児をもうける。家のことを精一杯したが、夫にいつも非難され、完全主義的傾向が助長される。三十代前半に不完全恐怖およびうつ状態で、死を考える。娘にサポートされながら二年間精神科で薬物療法を受けるが、軽快せず。

どん底の危機《行き詰まり》から、三十代半ばに森田療法関係の本で《行動の原則》を知り、服薬を中止、発見会入会《踏み出しと出会い》。そこで仲間や娘に支えられながら《他者による受容》、集談会に無欠席で通う。やればできる体験《行動の変容》をしたが、四十代初め再びうつ状態に陥る。森田療法の実践と娘の支えで乗り越える《他者による受容》。三十代から六十代まで三回の体験記発表。強迫性障害はほぼ収束し、自分のくせとして受け入れられるようになった《受容の促進》。

次第に夫との葛藤は緩和、それによって以前ほど落ちこむことはなくなった。五十代後半に母親の死、「子どもが大好きで、愛情を注いで育ててきたと思います。それは、やはり母親から引き継いだ」と自己発見。（螺旋型の回復／症状の収束と自己変容は同時で連続的）。

(d)その他の群

◆Zさん――六十代半ばの男性。

身体表現性自律神経機能不全を二十代半ば発症~四十代後半に収束。

両親が歳をとってからの男の子、一生懸命に仕事に取り組み、それなりの評価を得てきた。二十代後半から自律神経機能不全、心身症に悩み、体調に関する不安が続き、時に職場を休みながら、何とか激務をこなしていた。四十代半ばの栄転をきっかけに症状悪化《行き詰まり》、森田療法の本に出会い、発見会入会《踏み出しと出会い》。「不安は欲望の裏返し」という言葉と二人の先輩との出会い、助言《他者による受容》もあり、急速に認識が変わって収束した。それが《自己受容》に結びつき《受容の促進/エピファニー経験》、その後は仕事を休むことなく職場で認められ、表彰された。

五十代半ばから身近な人の病、死を経験する。死に象徴される《行動の原理》だけではどうしようもないことに出会うことが多くなった。そして「思い通りにならないからこそ価値がある」(飯田史彦)などの言葉と出会い、それが自分の第二の人生観の修正に結びついた。神経症性障害の収束経験が中年期の自己理解を深めていった。

(転回型の回復/エピファニー経験/症状の収束と自己変容は同時)。

3　回復のストーリーの様相

対象者の人生を略記してきたが、これらの語りから得られた回復のストーリーに共通の構造を示す。この人たちの人生は四つの局面からなっている。

〔ほころび〕――危機を準備するもの――危機を内包した児童期

〔ほころび〕（危機のめばえ）は、対象者の学童期までの家族やその所属集団での関わり方の主観的体験を指す。いわば環境から与えられたもので、その後の危機、破局反応（症状）を準備する。しかしそのこと自体が決定的な病理現象とはいえず、その時点では小さな〔ほころび〕にすぎずない。

Wさん、Zさんを除いたすべての対象者の〔ほころび〕は、親や兄弟、とくに親との関係で《家族葛藤》を児童期に意識するという形から始まる。この葛藤は対人関係の困難さを準備し、そのために学童期から青年期にかけて社会的場面を《回避》し、あるいは情緒的に密接な関係のある他者に《依存》し、それとともに育った環境（とくに家族）での《規範》（「べき」思考）を内在化することでこの困難を乗り越えようとする。つまり、家族葛藤→回避と依存→（それとともに）規範＝「べき」思考の取り入れ、というパターンが見えてくる。

この《規範》（「べき」思考）は観念的に自己を規定し、受け身的で過大な自我理想[7]と呼べるもので、女性ではよい子、男性では男らしさとともに他者との比較と優越を志向する場合が多い。この《規範》意識が、ある時期までの社会適応を保つことを可能にする。

しかし、この規範の内在化は受身で消極的な側面だけではない。そこには「恥ずかしがる事を以て、自らふがいない事と考え、恥ずかしがらないようにと苦心する「負けおしみ[8]」」という、自己の不安定さを何とか乗り越えようとする生きる力が見いだせるのである。そして自己の対人的繊細さと受け身的なあり方を苦悩し、その解決を求める自己の構造がここに見いだせ、この解決が対人不安群の人生の課題となるのである。
〈その他の群〉では、強い家族葛藤をもっていたXさんを除いたYさん、Zさんは、児童期・青年期からよい子、優等生、頑張り屋などと認識し、自我親和的であるが、しばしば頑なな《規範》をもって周囲の世界に関わっていく。この《規範》（「べき」思考）とは、同様に無力感、自己不全感の克服の試み[9]として理解できる。

そして、この局面での共通の自己の構造とは、現実の世界に関わるときの不安、傷つきやすさ、不全感（現実の自己、内的自然、身体）を受け入れられずに「かくあってはならない」とする自己意識（理想の自己、「べき」思考）との間の不調和として理解できる。つまり、逆三角形の自己の構造が、この局面で準備されることになる。

この〔ほころび〕はその人生の序曲で、それが大きければ青年期早期に、小さければ成人期に危機に遭遇することになる。いずれにせよ、不安定な自己を保ちながら、必死に生きようとする姿がここから浮かび上がってくる。

さて、小さな〔ほころび〕を抱えた対象者たちが、思春期から青年期、さらに成人期にかけて世界の広がりという人生上の変化を経験することになる。

〔ゆれ〕――危機と長びく苦悩――苦悩する青年期から成人期

変化の危機

〔ゆれ〕の局面の引き金は、青年期、成人期に人生が変化し、関わる世界が広がり、そこでの役割が変化するなかで現れてくる。それを《変化の危機》と名づけた。〈対人不安群〉は、早くて青年期の始まり（12歳）から成人期にかけて《変化の危機》を迎えた。人との関係を結ぶことの困難さを抱えるものは、同年代の人たちとの新たな関係をつくらなくてはならない青年期に危機を迎え、挫折、破綻する（Oさん、Pさん、Rさん、Uさん、Wさん）。Qさん、Sさん、Tさんは、社会に参加し、それなりの役割を要請されたときに挫折し、破綻した。Vさんは配偶者との関係に悩み、そこでうつ状態に陥った。

〈その他の群〉では、Zさんは成人期に社会に参入し、そこでの役割を担うことの危機、女性は配偶者との関係（Yさん）や子供の事故（Xさん）から危機を迎える。つまり成人期に起こる人生上の変化に対応できずに、挫折、破綻すると考えられる。

破局反応（発症）とその対処・戦略

〔ゆれ〕の局面で対象者が危機に陥り、破局反応（発症）を呈するようになる。その破局反応（発症）とは、〔ほころび〕として経験された世界への関わり方（回避と依存、規範など）が、生活空間の拡大やライフサイクル上の変化に対応できず挫折し、対象者たちの心身の脆弱性が症状として表現されたと理解できる。そこで対象者は、この苦悩に満ちた症状に対して何らかの《対処・戦略》を取ろうとする。

〈対人不安群〉の《対処・戦略》は、社会的関係からの部分的引きこもり（全員）、配偶者や身近な他者への依存（Oさん、Pさん、Qさん）、医療（薬物療法など）の援助を求めること（Qさん、S

さん、Tさん、Wさん）、宗教などによる救済を求める（Vさん）などが選ばれる（重複あり）。また、Uさんは、入院森田療法を経験し、そこで「行動すること」の大切さを学び、大学を卒業するが、社会人となり、家庭をもつ時期に行き詰まった。

一方、その症状を何とか克服しようとする試み（全員）がなされる。しかし、その努力は対象者を追い詰めてしまう。苦悩からの回避と克服の試みのはざまで、対象者の苦悩はむしろさらに増大し、そしてゆれる。しかし大多数の対象者では、この局面でもある程度の社会適応をしていることは注目に値する。しかし問題は解決せず、対象者は今までとは異なった決断を迫られることになる。〈それ以外の群〉のYさん、Xさんでは、この危機と《破局反応》によって比較的良好な社会適応から一転して不適応に陥り、その落差は大きい。そして、ここでの《対処・戦略》は医療に援助を求め、他者に依存することである。Zさんは体調不良に悩みながら、何とか社会適応をしていた。しかし一方では、何としても症状をコントロールしたいという頑なな《規範》（「べき」思考）から克己の試み（全員）が行われる。

ここまでは〈対人不安群〉〈その他の群〉の区別が必要だったが、ここからの回復のストーリーについては、共通の構造をもつ。つまり、回復には病型、病態を超えたある共通のプロセスが見られるのである。

行き詰まり（負のスパイラル）

対象者の世界は次第に狭小化され、閉じられ、それがまた対象者の苦難を強めていく。対象者は選択した《対処・戦略》が《行き詰まり》、それが第一の転機へとつながっていく。《行き詰まり》には、それまでのやり方に行き詰まったもの（Oさん、Pさん、Sさん、Tさん、Xさん、Yさん、Vさん、Wさん）と社会的役割の変化に伴う危機（Qさん＝兄の死、Rさん＝退職、Uさん＝会社での挫折、結婚、Zさん＝栄転）が含まれる。それは今までの対処法がどうしようもなくなるという経験であり、すべて成人期から中年期に起った。

いずれの群でも多くの場合、この時期は他者との関係が家族のみに限られており、負のスパイラルを示す。それがまた、対象者の苦悩を増していくという構造を作ることになる。

〔引き受け（収束）〕――第一の転換期――決断と行動の変容

踏み出しと出会い――新しい治療環境に入ること

自己の今までのやり方に行き詰まった対象者たちは、新しい治療環境に《踏み出し》、それが新しい《出会い》をもたらす。

定期的な日記指導を受けていたOさん、入院森田療法を受けていたWさんが《行き詰まり》から森田療法を受け、それが発見会への参加とつながり、〔引き受け（収束）〕の局面へと入っていく。その他の人たちはすべて、行き詰まり、発見会への入会を決断し（《踏み出しと出会い》）、そこで新しい出会いを得ることができた。

このように、今までの苦悩への《対処・戦略》に行き詰まり、新しい治療環境に入ろうと踏み出すことから回復のストーリーは始まっていく。

そこで一人あるいは数人の指導者、先輩たちと《出会い》、その人たちが回復の導き手となる。同じように悩む仲間たちとの出会いは、対象者たちにとって《他者による受容》の経験（自分の悩みを受け入れられる、自分だけではないという感じ）を伴う。これが《自己受容》につながっていく。

行動の変容

それとともに《行動の変容》を助言され、今までと違った世界への関わり合いを要請されるのである。

対象者たちはその環境で支えられ（《他者による受容》）、その一方で《行動の変容》を要請され、いわばゆさぶられ体験をする。[10] その代表的な認識として《行動の原則》（不安・葛藤をそのままとして、その時々の必要な行動に注意を向けていく）を挙げることができる。それは今までの回避的、依存的な日常生活での行動を変化させることだけでなく、今まで執着していた症状を取るのをある程度あきらめること（症状をそのままに、《受容の促進》）から回復が始まる。[11] つまり、この時期の〈収束〉という回復は主として《行動の変容》で引き起こされるが、それには《受容の促進》という面も含まれている。

このような《行動の変容》は他者に自らの経験を「語ること（ナラティヴ）と書くこと（体験記、日記療法）」を通して促進される。そして、ここでの対象者すべては発見会の先輩として自らの経験を伝達しようとする。この経験の伝達がまた、対象者の症状、さらには人生の苦難の引き受けを可能とする。

XI章で述べたように、乗り越えることの契機として、クライアントが自らの問題に関して責任を認識し、引き受けることが挙げられた[12]。この第一の転換期の《踏み出しと出会い》から《行動の転換》へと続くプロセスは、精神療法の治癒機転の一局面、すなわち自らの問題をそのまま引き受け、行動することであろう。

収束

これらのプロセスを通して症状がほぼ消失し、その年代にふさわしい社会的機能が獲得された。ここでいう収束は、対人不安群ではWさんを除いてすべて中年期に起こった。いわば児童期から続いていた対人不安、不全感をそのまま自己の問題として引き受け、それが症状の収束を可能にした。しかしこの収束を以て、神経症性障害の終わりとはいえない。回復のストーリーにはもう一つの転機を必要とする。

〔自己変容〕——第二の転換期——自己受容

第二の転換期のプロセス

第一の転換期〔引き受け（収束）〕とほぼ同じ時期に、引き続いて、あるいはそれとは非連続的にある時間をおいて、〔自己変容〕のプロセスが始まる。第二の転換期とは《受容の促進》が主になされる時期で、今まで対象者を縛っていた頑なな《規範》（「べき」思考）が修正され、そのことが真の《主体的行為》を引き出し、《自己受容》に至るプロセスである。ありのままの《自己受容》が可能となる神経症性障害の最終局面である。

〔引き受け（収束）〕から〔自己変容〕に至るまでの道のりも平坦でなく、時に波瀾に富んだものとなる。この時期に人生上の危機を迎え、それがエピファニー経験をもたらしたり（Pさん、Rさん、Sさん、Wさん）、〔自己変容〕を促進したりする（Qさん、Xさん、Tさん）。〔自己変容〕を促進するものはすべてが中年期に起こる人生上の危機で、定年（Qさん）、夫の定年退職に伴う葛藤の再燃（Xさん）、仕事上の挫折（Tさん）で、Qさん、Xさんでは短期の抑うつ反応を伴った。そして、その経験が自己の限界を知る作業となり、いわば終わりの経験（喪失経験）を確かなものとし、それが始まりの経験（生成）へとつながっていく。

ウィリアム・ブリッジスは、人生の転機（トランジション）では、「終わり－喪失－始まり」というプロセスがあると指摘した。[13] また私は、苦悩の源泉を「自己の欲するがままにならないこと」と理解し、その部分的喪失（あきらめ）が新たな生成をもたらし、それが回復のプロセスであると指摘した。

収束の二つのパターン

第一の転換期〔引き受け（収束）〕から第二の転換期〔自己変容〕に至るまで、つまり神経症性障害の収束に二つのパターンが見いだせた。
① 螺旋型
一つは螺旋型の回復パターンで、ここには〈対人不安群〉、Oさん、Qさん、Tさん、Uさん、V

さん、〈その他の群〉のXさん、Yさんが含まれる。

症状をめぐって行き詰まり、ある決断をし、治療環境へ踏み出し、共感的な他者と出会う。そしてその他者から受容され、まず今までと違った行動に取り組む《行動の変容》。この《行動の変容》がまず回復の最初のステップとして起こり、さらに引き続いて連続的に、あるいは同時的に《受容の促進》がなされる。そしてそこで、主体的行為によってその受容の促進は確かなものとされ、《自己受容》に至る。

〔引き受け（収束）〕から〔自己変容〕に至るまでのプロセスは波形状に進み、今までと違って主体的に世界に関わろうとすると、そこで日常生活での小さな、あるいは大きな危機が生じる。それを乗り越えることが、少しずつ対象者の《行動の変容》《受容の促進》を促し、さらに主体的な世界への関わりを可能とする。それが《自己受容》に結びついていく。この群は螺旋状に〔引き受け（収束）〕から〔自己変容〕へと進む。これはX章で述べた螺旋型の乗り越えパターンとほぼ同じプロセスで、これが最も普遍的なものであろう。

②　転回型

もう一つのパターンは、人生上の喪失体験を契機に急速な内的転回によって第二の転換期がもたらされた群で、ここには五名（Pさん、Rさん、Sさん、Wさん、Zさん）が含まれる。その回復のストーリーも螺旋型とその基本的プロセスは共通している。しかし、その神経症性障害の終わり方が違っている。そして内的意味世界が変わるようなエピファニー経験を、Pさん、Sさん、Wさん、Zさんがしていることは注目に値するだろう。

〈収束〉〔症状の消失〉から真の《自己受容》に至るまでにある時間を要し、そして人生上の出来事から〔自己変容〕に至ったのは、Pさん、Rさん、Wさんである。つまり《行動の変容》はある程度成し遂げられ、症状軽快、社会適応が得られているが、そこではまだ神経症的障害は収束していない。「べき」思考の修正に関わる《受容の促進》が十分なされていないのである。それが人生上の出来事を通して受容が促進され、ありのままの自己を受容することが可能となった。

また、〈収束〉と〔自己変容〕が同時期に起こったのが、Sさん、Uさん、Zさんであり、いわば《行動の変容》と《受容の促進》が同時に起こり、《自己受容》に結びついた。この回復のストーリーは、X章での「転回型の乗り越えパターン」とほぼ重なるものである。

ここでの転回体験は「自己超越[14]」、「飛び越え現象[15]」と呼ばれた精神療法の治癒機転に該当する。これらの体験は、心身の危機、あるいはさまざまな人生上の出来事、喪失体験でゆさぶられ、自己の限界を知り、そのプロセスのなかでもたらされる経験である。それらは飛び越え、超越というよりも〔引き受け〈収束〉〕から〔自己変容〕というプロセスの間で起こる広い意味での喪失体験から、急速に対象者たちの本来もつ生の力の気づきと発揮がもたらされる経験である。

回復のプロセス

ここでの変化の順番は回復のストーリーを理解し、治療のプロセスとの関連を知るためにも重要である。

破局反応〔発症〕から述べていくと、まず当然のことながら、ここでの対象者は症状をめぐって苦悩し、それを何とかしようとするのだが、そうそればするほど行き詰まってしまう。そこが最初の転機となる。つまり治療同様に行き詰まることが重要で、それを転機、チャンスとして捉える臨床的センスが大切となろう。そしてある治療環境へと踏み出し、他者（治療者だったり、自助グループの先輩、指導者だったりする）と出会う。

そこでありのままに、他者に受容され、まず《行動の転換》に取り組んでいく。この《他者受容》と《行動の変容》がまず起こることが、回復のストーリーの最初のポイントとなる。そして語ること、書くこと（共感的聞き手、読み手を必要とするが）がその経験と自覚を深め、それが不安、恐怖、落ち込みなどを自分の問題として引き受けることを容易にする。収束は、《行動の変容》から始まり、それを通した問題の引き受け、そして自己効力感と深く関連する。

この時点で多くの場合、症状は軽快し、社会適応は安定的となる。これが神経症症状の収束で、そこから引き続いてさまざまな人生上の出来事とも関連して、自己受容、自己変容が起こっている。これらはしばしば連続するが、異なった経験でもある。《自己受容》、〔自己変容〕は、自己の限界を知り、そしてありのままの自分でよい、という「べき」思考の相対化、無力化すなわち《受容の促進》と深く関連する。もちろん、この《行動の変容》と《受容の促進》は相互にダイナミックに関連し、それが悩む人たちの自覚を深めていくのであるが、順番としてはまず《行動の変容》が起こり、次いで《受容の促進》が起こってくるのである。

したがって、外来森田療法の治療とは、ここでの対象者の人生を、治療者とクライアントともに協力しながら、なぞっていくプロセスともいえる。

最終章となる次章では、ここまで述べてきた回復プロセスは森田療法に限った特殊のものであるか、それとも普遍性をもつものであるか、その点を検討することにしよう。

本章の一部をなす研究はメンタルヘルス岡本記念財団の助成により行われた。稿を終えるに当たり、お力を借りた生活の発見会前理事長・横山博氏、そして聞き取り調査にご協力いただいた方々に深謝いたします。

入院森田療法では、臥褥期から始まる強固な構造とそれに支えられた治療者の不問的態度があり、それらが対話型の西欧の精神療法と異なっていることを強く主張する根拠となった。

では、そのような構造をもたない対話型の精神療法である外来森田療法とは一体どのようなもので、それを森田療法と呼べるのだろうか。その根拠とはどのようなものなのだろうか。その問いに答えるために、森田療法の基本的立脚点（森田療法のメタサイコロジー）とそこから導き出される森田療法の介入法、そしてそこでのクライアントの変化の様相を明らかにしようと試みてきた。そして、そこでの回復の様相は、生活世界でのゆれ（危機）と乗り越えが重要な契機となることがわかった。

また、森田療法の集団学習会である生活の発見会の参加者（神経症性障害、神経症性うつ病も含む）に聞き取り調査を行い、その語りからその人生と回復のストーリーを見てきた。そこでもやはり、人生上の危機とその乗り越えが回復に重要な意味をもつことが理解できた。

このことから外来森田療法とは、クライアントの生活世界での生き方を問い、その修正を目指すものであり、そこでのクライアントの変化は、人生の危機とその乗り越えから得られるものと連続することがわかった。森田療法における治療的介入とは、自己意識のなかでぐるぐる回る苦悩を、いかに世界と密接につながる生きることそのものへと転換していくか、という作業である。それゆえ生活世界の経験、あるいは生活それ自体が重要な意味をもち、そこでの関わりを時に厳しく問うのである。

そして、この精神療法は東洋的な人間理解に基づくものであり、その介入法は認知行動療法や行動療法と似て非なるものであることがわかった。そのことをしっかりつかんでおかないと、この治療の独自性が失われ、この精神療法が目指すものが曖昧になる。そうなると、この治療法が悩む人やその時代に問いかけ、その変化、成長を援助する力がそがれてしまうだろう。

では、そのような人間理解と介入法から導き出される回復のプロセスは、きわめて特殊なものであろうか。最後にその点について論じ、この回復と事実の知り方がローカルに見えて、実は普遍的であることを示したいと思う。

その手順として、私たちが苦悩、病いから回復するとはどのようなことなのか、森田が身をもって示した病いと喪失からの回復をモデルに、森田療法における回復プロセスを改めて示そう。次いで、この回復プロセスが森田療法に限局したものかどうかを見るために、パニック障害、喪失体験、アルコール依存症者、頸椎損傷など、森田療法とは全く関係なく回復した人たちの回復のプロセスを併せて検討し、私たちが人生で遭遇する苦悩からの回復に共通する構造、回復のストーリーを取り出す試みを行うことにしよう[1]。

1　人それぞれの回復のストーリー

森田の回復のストーリー

①〈ほころび〉から〈ゆれ〉

i　危機の芽生え――母性的家族環境での特別な子

森田正馬は、森田家の長男として高知県に生れた。その背景はやや複雑である。父正文は、二十一歳のときに森田家の養子となり、森田の母亀女と結婚した。妻より四歳年下であった。母亀女は、十九歳のときに結婚して長女をもうけたが、夫婦仲が悪くて離婚。二十五歳で再婚した。正馬は結婚した翌年に生まれた。その正馬を母親は溺愛し、彼の死の直前まで密な情緒的接触を保っていた。母親は二度ほどうつ病を罹患したらしい。そのときには心気的となり、死の恐怖に怯えた。父親は教育熱心で躾もやかましく、厳しく小学校時代の正馬に接し、その父への反発、反抗が彼の青年期をさまざまな形で彩ることになる。森田は、過保護な母親と厳格で支配的な父親のもとで「特別な子」として育った。いわば家族葛藤が、彼の神経症性障害を準備したものと思われる。

ii　危機と長びく苦悩――父への反抗ととらわれ

森田には異父子である五歳上の姉・道女と四歳下の弟・徳弥がいる。正馬は弟をことのほか可愛がった。後に東京に呼び寄せ、慈恵医専に入学させるが、日露戦争で戦死してしまった。

森田は幼少期から活発で、好奇心が強い反面かなり神経質であった。この幼少期のあり方、それは素質といってよいが、彼の神経症性障害収束後の生き方にそのまま表現される。

九歳ごろ村の寺で極彩色の地獄絵を見て、死の恐怖に襲われ、夢にうなされた。これが彼の人生を決めることになる。この頃から、死の恐怖をいかに克服するかが、人生上のテーマとなる。いわば神経症的な生き方である。これが森田の頑なな規範（「べき」思考）であり、それを彼は人生観と呼んだ。森田が悩んでいたのは、このような死の恐怖だけではない。彼自身の日記によるとかなり年長になるまで夜尿があり、十五歳のときから自分で心臓が悪いと思い、十九歳のときにはパニック発作を経験した。そのほかにも、麻痺性脚気、脚気恐怖、慢性頭痛、座骨神経痛（心因性疼痛）、神経衰弱兼脚気などでさまざまな治療を受けていた。この対処・戦略がむしろ森田のとらわれを強めたのであろう。

森田の心をとらえて放さなかった問題は、生と死、生きることと死の恐怖であった。このころから宗教、東洋哲学に興味をもち、また高等学校から大学時代にかけて腹式呼吸、白隠禅師の内観法などを試み、加持祈祷などの観察、実験を行った。しかしこれらも「死を恐れなくするため」の試みであったため、効果はなかった。その一方で、彼の人間理解の骨格はここで作られ、彼自身が四十歳を過ぎて「死を恐れざるを得ず」という自覚に達してから、治療法の基本を作る上で重要な働きをしたと考えられる。

それとともに、彼の青年期を特徴づけるのは、父への反抗である。たとえば、父親は森田が身体虚弱であること、学費が続かないことを理由に高等学校進学を許さなかった。そこで森田は、「父にそむいても、独学で何かに、かじりつこうと決心した」。またもや父への反抗であり、自立への試みである。これは、神経症圏の人の自立の試みは、母の愛情をめぐって父と争うという、いわゆるエディプス状況を正面突破して現実原則に至る道にある、との飯田眞・中井久夫[2]の指摘に当てはまる。つまり、青年期の親に対する自立と依存をめぐる葛藤がこのような形をとって出現した。

森田は学費を援助してくれるという家の養子となり、熊本第五高等学校に入学、医学を志望する。

そのことを知った父親は驚いて、森田に従妹との縁談を条件に将来の学費を支払うことを約束する。この従妹が後の森田夫人・久亥《ひさい》で、病弱な森田の世話や、彼が自宅で森田療法を始めると、裏方としてその治療を支えた人である。

②〈引き受け（収束）〉＝行動の変容と第一の転機

明治三十一年（二十四歳）のとき、東京帝国大学医科大学に入学した。大学入学後も相変わらずさまざまな身体症状にとらわれ、内科で神経衰弱及び脚気の診断を下され、治療服薬していたが、はかばかしくなかった。この頃には、病状は今でいう全般性不安障害に変化していたようである。進級試験を前に悶々として勉強に身が入らず悩んでいたとき、父からの学費の送金が遅れた（行き詰まり）。後の研究によるとそれは森田の誤解で、すでに試験の前に学費は送られていたという。[3] いずれにせよ、子供の頃からの父親に対する反感、憤懣が自分の苦境とあいまって爆発する。森田は父親へのあてつけもあり、必死の思いで開き直り、それまで飲んでいた薬や治療をいっさい止めた（決断）。そして、とりあえず目の前の課題であった試験勉強に打ち込んだ（行動の変容）。そこで彼は驚くべき体験をする。彼を長年にわたって悩ませ、苦しめてきた神経衰弱や脚気の症状は一時的に軽快し、試験の成績も意外に良かった。恐怖に入り込むこと（恐怖突入／行動の変容）の体験と必死必生の思いがとらわれた人に心理的変化をもたらすことを、森田はみずからの体験から知った。これが森田の第一の転機となった。

その後、母親、そして次の年には久亥が上京し、同居し面倒を見るようになり、頭痛、不安発作、座骨神経痛（心因性疼痛）などは次第に軽快はしたものの、大学卒業まで続いた。そして、父の反対を押し切って精神科医という職業を選択した頃から、ようやくこれらの症状に悩まされることはなくなった。彼の神経症性障害は、いわば青年期の生の拡大のプロセスに乗った形で現実に取り組むうちに、影を潜めるようになった。青年期にはこのような形で軽快することが多いが、中年期に人生の危機に直面したときに再発しやすいパターンである。

森田は明治三十五年（二十八歳）東京帝国大学医科大学卒業後、父親の反対を振り切って直ちに精神医学を志し、当時精神医学担当であった呉秀三教授の門に入った。このような職業選択をし、経済的にも自立していった森田の人生からは、次第に父親の影が薄れ、代わって母親と妻久亥がその研究及び研究生活を支えることになる。つまり、ここで父からの一応の自立は成し遂げたのであるが、母や妻への情緒的依存は彼が死ぬまで続いた。[4]

さて、大学院学生となり、「精神療法に就いて」という研究題目を提出した。それは、九歳の頃に死の恐怖を覚えて以来、彼の人生のテーマでもあった。森田の選んだ精神医学、そのなかでも精神療法という境界領域を選んだのは、彼の生涯のテーマ「死と生をめぐって」を考慮に入れるならば、いわば必然であった。森田の個人的葛藤の解決が、精神療法の探求という個人的問題を超えた問題として置き換えられたのである。

そして、死の恐怖をいかに克服するかをテーマとした不安障害の精神療法への探求は、試行錯誤、精神療法の成功と失敗の繰り返しであった。強迫観念（尿意をおそれて外出できない患者）を催眠術で治し、作業療法を精神障害者に試み、ある程度の効果を認めた。また、神経症者に生活正規法、臥褥療法、説得療法を試み、赤面恐怖には催眠術がかからず、説得療法を試みたが、困難で、治すことができないとあきらめていた時期でもあった。

森田の行き詰まりであり、それが次の第二の転機を準備したと思われる。この治療上の試行錯誤、挫折を通して、次第に彼の神経症的な思考（「べき」思考）が修正され、「死の恐怖」をありのままに受け入れていくという「受容の促進」がなされていったと思われる。

③〈自己変容〉＝受容の促進と第二の転機

四十歳を過ぎ、死の恐怖へのとらわれを抜けつつある森田に、大きな転機が訪れる。一つは、今でいうパニック障害（不安神経症）をただ一回の診察で治したという経験である（大正四年八月、森田四十一歳）。

この症例（三十歳、農夫）についてはすでに述べたが、この時期の森田の基本的な考えが示されているので簡単に繰り返す。森田はこのパニック障害の機制を以下のように説明する。些細なことから胸内の不快感、心悸亢進を起こすと同時に、以前に見た人の死の苦悶が思い出され、自分が心臓病であるという誤った考え（心気的思考、「べき」思考）と結びついて、恐怖の感動を起こす。この恐怖の感動は生理的に心悸亢進を起こすものであるから、クライアントは益々心悸亢進を感じ、この感じは益々恐怖を起こし、心悸亢進と恐怖との交互作用で益々不安となり、死の苦悶を引き起こす。

この恐怖を恐怖すまいというもう一つの神経症的思考（「べき」思考）がこの悪循環を強化する。これが森田の悪循環の基本的な理解で、二重、三重に展開する閉じられた連鎖的な動きからなる。森田はすでに一九一五年に、感情経験が思考（認知）や行動と深く結びついていることを発見し、それを具体的な介入法として用いていた。[5] この森田の先駆性はもっと評価されてよいものと考えている。

森田はこの時期に、死の恐怖について次のように述べている。

私は少年時代から四十歳頃までは、死を恐れないように思う工夫を随分やってきたけれども、「死は恐れざるを得ず」という事を明らかに知って後は、そのようなむだ骨折りをやめてしまったのであります。

また私の自覚によれば、私は死の恐怖のほかに、生の欲望というものがはっきり現れています。[6]

この「死の恐怖」受容の経験は、ここでも明らかなように「べき」思考の修正であり、死の恐怖を価値づけしないこと、そのコントロールの断念からなる。それとともにこれと連動して、もう一つの重要な経験が浮かび上がってくるのである。それが「生の欲望」の自覚であり、発揮である。

森田は、自分を縛っていたかくあるべしという思考（「べき」思考）から自由になり、死の恐怖の受容が促進されると、堰を切ったようにそれまでの経験を書いていく。この死の恐怖の受容（「べき」思考の転換）が森田の主体的行為、創造性（生の欲望）を引き出し、それがまた彼の受容を促進した。ついに森田は大正八年に、自宅を使って現在の森田療法の骨格を完成させた。

森田が明確に「生の欲望」を自覚し、それを治療の中核にすえるようになったのは、自身の死線をさまよう大病と悲痛な喪失体験を通してであった。五十歳のときに若い頃からの持病であった肺結核が彼の身体をむしばみ、喀血して、病を自覚する。それは奇しくも、医学博士号受領という晴れがましい年のことであった。

しかし、死線をさまよう病を経験したことが大きな契機になったのであろうか、五十一歳のときに恐怖を欲望から見る視点を初めて提起、[7] 刺激に対し虚弱な体質をもつために精神病理的な反応を起こすという神経症論から、欲望の過剰で悩む神経症論へと大きな転回が行われた。死の恐怖に直面し、そこから生の欲望を自覚した森田自身の人生が浮かび上がってくる。

五十二歳のときに『神経衰弱及強迫観念の根治法』が出版され、通信治療例の報告がなされた。五十四歳、血痰、喀血、喘息など、五十五歳には肺炎にかかり重態になるなど、身体の病を抱えながら、さらに森田療法の普及とクライアントの治療に邁進する。この年には第一回形外会が始まり、以後六十六回まで続く。五十六歳のときに神経質研究会が発足し、機関誌月刊「神経質」を発行することになる。いよいよ森田療法の普及宣伝の時代がやってきた。

さて、これをもって森田の精神療法活動が出そろったことになる。外来、入院、通信療法、形外会（集団での心理教育）、そして出版物を通したメンタルヘルス活動あるいは一般の悩める人たちへの啓蒙活動である。

それと時を同じくして、森田は苦悩に満ちた体験をする。息子正一郎の死である。森田の生涯で最もつらい喪失体験であった。森田は語る。「僕の方でいえば、死は当然悲しい。どうする事も出来ない。絶対であって比較はない。[8]」この頃から森田は生の欲望に言及することが多くなってくる。正一郎を亡くした次の年、森田五十七歳のときに、形外会で初めて「生の欲望」に言及する。

森田はみずから死に直面し、喪失体験を経ることからある自覚に達する。これが人生で最終的に到達した心境であり、森田療法の治療の目標ともなる。森田は前出第十二回形外会でこう言う。

「私は今年の三月に、死ぬか生きるかの大病をやりましたが、非常に苦しくて、全く身動きができなかった。数日の後、まだ死の危険の去らない時から、看護婦に源平盛衰記を読ませた。少し病が楽になるに従い、……・全くつまらぬ事までも、調べてみないと気がすまないという風でありました。……この欲ばるという事は、何かにつけて、あれもこれもと、絶えず欲ばるがゆえに、つまり心がいつもハラハラしているという事になる。……私はこれをひっくるめて「欲望はこれをあきらめる事はできぬ」と申しておきます。これで、私はこの事と「死は恐れざるを得ぬ」との二つの公式が私の自覚から得た動かすべからざる事実であります。……死の恐怖も生の欲望も、決して絶対的の存在ではない。相対を離れてこれらの事実は、全く成立しないのである。」

そしてこの生の欲望の表現は、活発で好奇心が強く、また神経質であった彼の子ども時代のあり方そのものであり、これが森田の自己変容である。さらに――

「ここの療法で、その症状だけは、単に苦痛もしくは恐怖そのものになりきる事によって、治る事ができるけれども、これが根治するのに、さらに欲望と恐怖との調和を体得する事が必要であります。」

森田はここで、二つの重要な事実を指している。一つは、死の恐怖を受け入れ、それを忍従することで症状から解放される。これはXIII章で述べた第一の転機である症状の〈引き受け（収束）〉の局面で、Ⅻ章で述べた森田のいう「気分の悪いまま、こらえて働く」という小学校の段階の治り方である。[9]これは根治とはいわず、再発の恐れがない根治とは次のような経験が必要だ、と森田は指摘する。

それは森田のいう調和、死の恐怖と生の欲望のダイナミックな関係をそのまま体験することである。生活世界に関わりながら、そこで感じていく苦悩、すなわち死の恐怖をありのままに受け入れていくという「受容の促進」（「べき」思考の修正）が、生の欲望に裏打ちされた「行動の変容」を引き起こす。それがまた苦悩（死の恐怖）の受容を可能にするというダイナミックな経験である。これが前章で述べた第二の転機、〈自己変容〉の局面で、神経症性障害の最終局面であろう。

XI章で述べたように、クライアントが治っていくときに、しばしばその子ども時代のあり方が表現される。それを照り返し、その発揮を促していくことは、「生の欲望」の自覚を促し、行動の変容に結びつけていく介入ともなる。治療者のここへの注目と明確化は、治療の後半、終了を目指すときにも重要で、そのダイナミックな経験に言葉を与え、それを確固たるものにする介入法である。それが再燃、再発を防止することにもつながっていく。

このダイナミックな経験が森田のいう「事実」である。恐怖はそのまま恐怖になりきるしかなく、それと同時に私たちの欲望はつきることなく、またそれをあきらめることはできないのだ、という二つの事実である。これが森田の治療論の中心的概念（あるがまま）である。

悲嘆の仕事（喪の仕事）

愛情や依存の対象の死や別離は、対象喪失として精神分析をはじめ多くの研究がある。ここでは対象喪失からの回復を、悲嘆療法（grief therapy）の観点から見てみよう。ここで取り上げるのは、一九八〇年頃から悲嘆の作業を行えないクライアントを治療集団として集めるという試みを始めた実践家たちの報告である。[10] 彼らの悲嘆の作業モデルは「喪失を認めること」、「悲嘆のさまざまな感情を解放すること」、「新しい能力を身につけること」、「感情のエネルギーを再投入すること」という四つの課題からなる。

第一の課題は、喪失という現実を知的に認知し、それが取り戻し不可能であることをより深いレベルで認知し、情緒的に受け入れることである。そのためには喪失という事実に直面し、その事実を聞き手である治療者（あるいはグループメンバー）に繰り返し語ることが必要である。次いで第二の課題は、悲嘆の情緒を解放させることである。母親を亡くした女性は、この悲嘆の作業グループに加わり、母親の病気と死が彼女にとってどれほど心的外傷となる体験であったかを母親宛に書くよう、治療者から要請された。そして彼女は涙を流しながら、母親への手紙を声に出してグループメンバーの前で読んだ。

また悲嘆作業の第二段階では、怒り、恨みがましさ、罪責感、恥辱感の表現も重要であるとし、その手段として喪った人に手紙を書く行為は意味のある体験であると考えている。この書くという作業は悲嘆の情緒をとりわけ創造的な仕方で表現させ、処理することを可能にする一つの方法であるとする。

第三の課題は、新しい能力の獲得である。対象を失うことから、新しい現実に立ち向かい、慣れない仕事にも取り組まなくてはならない。他者との間でより密接な関係を築き上げ、新しい挑戦を受けることができるようになれば、その人は成長し、自信と充実感を味わえるだろうという。

そして第四の課題が、最後の別れが言えるようになり、新たな関係のなかで、新たな仕方で、情緒のエネルギーを再投入することができるようになることである。これはこれ以上説明を要しないであろう。人は喪失による苦痛にもかかわらず、そこから回復することで以前より強く、意欲的な人間として再生していくのである。

喪失はその人にとって傷つき体験であるのみならず、「喪失後の成長」[11]をもたらす。喪失を喪失としてありのままに経験し、それと連動して、その人本来の生きる欲望を実感し、発揮することからもたらされる。つまり、森田が最終的に到達した事実、私たちは死（喪失やそれに伴う苦悩）を「そのまま恐れざるを得ず、また欲望はあきらめることができない」というダイナミズムは、悲嘆療法における喪失からの回復と共通していると考えられる。

薬物療法で回復した作家・内科医の体験から

南木佳士氏は平成二年九月二十七日の朝、勤務先の病院の廊下で強烈なパニック発作を起こした。そしてその初期治療が遅れたためにうつ病に移行し、現在でも睡眠導入剤と縁が切れない生活をしている。その発作の前の年には、芥川賞を受賞し、作家として、また末期肺癌患者たちを看取る内科医としての生活で心身ともに疲労しきった状態であった。「悲観への過度の傾斜。不幸な過去への執拗なこだわり。そして心身の不調。これらは私に小説を書かせる原動力となっていたものだが、このエッセイを仕上げた時期にはそれぞれの要素が身のうちに抱え込める限界点に達していたようだ」と南木氏はパニック発作の直前の状態を回顧し、述べている。そしてパニック発作からうつ病に移行し、三ヶ月後に精神科を受診し、うつ病と、その後心療内科医からパニック障害とうつ病の併発と診断された。発病から七年たって、まだ残存する症状はあるが、自分の癒しのために小説を書き、それによって癒される人たちの声に支えられながら、明日死ぬかもしれないと毎日思いながら、何とか生きてきた。どうしようもない自分をありのままにさらけ出し、以前のような元気な姿に戻ろうとあせらなくなった頃からいくらか症状も軽くなってきた、と述べる。

「どうしようもない自分をありのままにさらけ出し、以前の元気な姿に戻ろうとあせらなくなった頃からいくらか症状も軽くなってきた。……私が悩んで得た結論はこんなものである。不安も恐怖も質こそ変われ、生きているかぎりつきまとうもので、飼い慣らす以外に手はなさそうである。その手段として薬が必要ならば、プロの医師の指示に従って飲めばよい。……すべての不幸は、己もその一部に過ぎない有情なる自然を制御可能と思い上がることから始まるようだ。」

氏は三歳のときに母親を亡くしたという喪失体験をもつ。薬物療法で軽快し、支え手となった心療内科医は存在するが、特別な精神療法を受けたという記述はない。しかしここで述べられている回復のプロセスは、結局私たちは自分の症状、さらには自己の弱い姿をありのままに受け入れ、さらけ出し、そしてその時その時でできることをそれなりにやっていくしかない、という人生に対する、つまりは生きることに対する深い洞察なしには起こらなかったと私には思われる。この回復のプロセスは森田療法が用意する回復と共通のものであり、それはその人の人生に対する諦念（あきらめ）とともに限られた自分として生きるしかないという認識からなる。これは「受容の促進」（価値づけしないこと／コントロール、制御することの断念）が氏に固有の生の欲望を引き出し、それが症状、そして自己受容を可能にするような回復のプロセスといえる。

実際氏は、長いトンネルの向こうにそれまでと質の違った光が見え始めたと感じた頃から、悩んだ自分を救済する手段として自己開示の物語（自らを語る私小説）を書き出した。これが氏のありのままの自己表現であり、それはまた氏の生の欲望の発揮とも結びついているのであろう。そして、自らを癒すために書き出した小説が書評で認められることが多くなったという。私たちが病いから回復するということはけっして病の前へ戻ることではなく、ある意味ではそれまでと異なった生き方をするということである。この回復のプロセスでも、喪失が生成をもたらし、閉ざされた悪循環から開かれた死と生というダイナミズムへと転換したのである。[12]

アルコール依存症者の回復過程

アルコール依存症者の回復も、ここで明らかにした森田自身の回復、あるいはここで述べてきた回復のストーリーと類似する。斉藤学はアルコール依存症者の精神病理を「パワー幻想を求める」心性に求め、それは自己愛の肥大に基づく問題、つまり自己愛性人格障害者として理解できるとした。[13]そしてその回復は、この肥大した自己愛の問題に向けられなければならないとし、アルコホリックにとってAA（アルコホーリクス・アノニマス）のプログラムの意味を次のように述べる。AAの12ステップのうち、最初の三つのステップ（自己の限界を体験し、自己よりも偉大な力の存在に気づき、そのハイアーパワーに身をあずける決心をした）の意図するところは、自己愛的エネルギーを注ぎこんで回生体験とエリート意識を喚起し、ついで肥大しきった自己愛を切り落とすという作用をもつ。具体的には、自分には飲酒をコントロールする能力がないと気づくこと（自分の無力を知ること、つまり事実を知ること）が早いほど回復は早い、と指摘する。

比嘉千賀は、森田療法における神経症性障害者の回復過程とアルコール依存症者のそれとを検討し、森田の言葉を引用しながらその類似性を指摘した[14]。つまり「どんなに努力しても悩みや症状がなくならないこと」、「絶体絶命の心境になったときこそ心機一転して治る契機となること」、「症状をなくそうとするはからいをやめて、ひたすら仏にお任せするがごとく、この森田に従いなさい……法然上人の教えに身をまかせる決心をして悟りを得たという他力本願に喩えられる」という森田療法に基づく回復が、ＡＡの「無力を認め」、「身を委ねて」、「正気にもどる」というプロセスとぴったり符合すると言う。

つまり、今まで症状を取ろうとしていた肥大した自己愛的なあり方をあきらめ、それよりも大きな力に自らを委ねるしかないという事実を知ることから回復が始まる、とするのである。ＡＡで自己を委ねる存在は神であり、森田療法では自然であり、そして神や自然に自己を委ねることが可能となるには、クライアントを支え、共感的に接する治療者や自助グループの先輩の存在が必要である。

頸椎損傷からの回復のストーリー

ここで取り上げるのは頸椎損傷からの回復過程を手記として書き出したある詩人、画家の苦悩に満ちた語りである。もちろん頸椎損傷から文字どおり回復したのではなく、いかに彼の人生を回復したか、という物語である。

星野富弘氏は、高校一年から大学を卒業するまで器械体操に親しみ、山登りが好きな青年だった。

ある中学に体育の教師として赴任してしばらくして（二十四歳時）、クラブ活動の模範演技で空中回転をしたときに誤って頭から転落し頸部を強打。群馬大学附属病院整形外科に入院したときには、四肢完全麻痺、ショック状態。診断は、第四頸椎前方脱臼骨折、頸椎損傷。呼吸困難のために気管切開、危険な状態が続き、一時的に声を失う。

①〈ゆれ〉＝危機と長びく苦悩

彼の人生は、前章の回復のストーリーからいえば、いきなり〈ゆれ〉（危機と長びく苦悩）の局面から始まる。当然のことながら、最初は激しいショックと無力感にさいなまれる。「私が強くなろうと思ってやったいろんなことは、その時私を強くしてくれたのではなく、弱さを、いつだって自分の弱さを思い知らされたのではなかったか。……事実、自分の弱さを自ら認めたくなかったし、他人にも知られたくなかった。」彼は四肢の完全麻痺により自己の無力を思い知らされ、それを何とかしようと対処を焦るが、それは絶望を深めるばかりであった。

入院して約一年後、他の患者さんから「毎日々々、天井を向いているだけで、何もできない、ただ生きているだけ」という青年の話を聞き、それが自分を指していることに気づき、言いようのない寂しさを感じた。

一年半後のカルテの記載「全身状態はおちついている。……四肢麻痺、機能回復の見込み全くなし。現在の医学では積極的な治療法なし、全身管理のみ。」つまり、身体医学ではもはや回復はあり得ないのである、しかしそれはそれとして、彼は生きなくてはならない。ここから彼の人生の回復は始まった。

②〈引き受け（収束）〉＝行動の変容と第一の転機

彼はこの時期から、今までと違った形でいろんな本や人と出会うことになる。そして聖書の教えと、自らの無力さに直面することを通して、彼の人生は違った局面を迎えるようになる。

それは、身体的にきわめて限られた状況を何とか打破しようとする試みで、いわば行動の変容ともいえるものである。口で文字を書き、そして文章を書くことから始まった。友人に手紙を書き、それに花を描いた。入院して三年、彼は「今までのように人に頼ってばかりいないで、これからは自分のことは自分で考え、工夫して、少しでもよいから積極的に生活しようと思った」のである。しかし一方では再び絶望が襲ってくる。母親に当たり、自己の運命を恨むようになる。死のうとも思った。ところが、彼はこの苦悩からある自覚に達するのである。「病気やけがは本来、幸、不幸の性格はもっていないのではないだろうか。病気やけがに不幸という性格をもたせてしまうのは、人の先入観や生きる姿勢のあり方ではないだろうか。」ここには、本書で述べてきた「受容の促進」が明らかに見て取れる。それは人生の出来事（病気、けが）を価値づけしないことであり、それをコントロールするのでなく、ありのままに受け入れていく思考（認識）の転換である。〈引き受け〉（収束）の局面である。自己の限界を知った彼は洗礼を受ける。

③〈自己変容〉＝第二の転機――生きることに新しい意味を見つけて

彼は自然に咲く花を詩に託し、あるいはそのまま口で描くようになる。そうした彼を支え、その批評家であり賛美者であったのは、それまで彼の介護に邁進した母親であった。

「私のように動けない者が動けないでいるのに忍耐など必要であろうか。そう気づいたときに、私の体をギリギリ縛り付けていた「忍耐」という棘のはえた縄が〝フッ〟と解けたような気がした。」つまり彼は、「かくあるべし」という自分で自分を縛っていたもの（「べき」思考）から自由になり、ほぼ同時に、母親のサポートのもとにさまざまな絵を描くようになる。彼は、彼固有の生の欲望の方向を見いだしたのである。そして、絵の展覧会を通じて画家としてデビュー、外泊、退院と新しい人生を歩み始めたのである。[15]

2　回復のプロセスの普遍性について

病因と回復

ここで取り上げた苦悩のあり方は、神経症的人間（「べき」思考に縛られて人たち）、対象喪失者（喪の作業を必要とする人たち）、パワー幻想をもった人たち（アルコール依存症者）、そして頸椎を損傷した人（四肢が麻痺した人）である。その人たちがどのように回復していくかについて述べてきた。そして、疾病論的には異なる原因が想定される不安障害（現在ではさらに細分化されて異なる病因が考えられ、それに沿った薬物療法が用いられている）、喪失体験、アルコール依存症、そして頸椎損傷者の回復プロセスが、驚くほど似ていることが見いだせたのである。

これらの病いは私たちが人生で遭遇する生老病死という苦悩に該当し、その原因がどうであれ、人の回復プロセスは共通の構造をもつといえるかもしれない。私たちは、森田神経質をＤＳＭ－ⅢＲ（米国精神医学会診断・統計マニュアル）に基づいて診断し、森田神経質が社会恐怖、パニック障害などの不安障害と気分障害（気分変調性障害と大うつ病）、クラスターＣの人格障害を含む複合体であることを示した。[16] そして、ここに含まれる病態が現代医学ではそれぞれ固有の病因を想定しているにもかかわらず、森田学派ではとらわれの精神病理としてそれらを一括して把握し、ある共通の回復プロセスを想定していると指摘した。

さまざまな学派がその病態に応じた原因を仮説として主張し、その仮説に基づいた精神療法を提案している。しかし、それはあまりにも原因探索的で、私たちが病いから回復する共通のプロセスについての議論はおろそかだったと言わざるを得ない。

回復のストーリー

森田療法は私たちが人生で出会う苦悩を「自己の欲するがままにならないこと」と理解し、それを東洋的人間学の観点から「我執の病理」（自己愛の病理）と把握し、森田療法ではそういう自己を苦しめるような愛のあり方の修正と、そこに内包される生きる欲望の発揮を目指す精神療法である。このようなコンテクストからさまざまな回復プロセスを見直してみると、共通の構造が見えてくる。

①　悪循環（とらわれ）と行き詰まり

私たちは、あるつらい経験、あるいは環境の変化などから破局反応を引き起こす。その反応（症状）はその出来事自体の衝撃の度合い、それまで育ってきた生活史とそこでの経験、周囲の支え、そしてもっている資質など複雑な要因が関与している。そして、そこから引き起こされた苦悩はそれ自体がそのつらさをもたらすばかりでなく、それに対する私たちと周囲の対応がそれを二重、三重に強めるメカニズムが存在する。自己の心身の不快な反応やそれを引き起こした出来事を「あってはならないもの」と否認し、それを排除し、あるいはそこから逃げようとするような思考のあり方（「べき」思考、思想の矛盾）から悪循環が引き起こされる。それが私たちの苦悩を自己増殖するのである。そして逃れようとすればするほど、苦悩はつのる。

森田の青年期にかけての神経症性障害的苦悩はこのように理解できるし、南木氏の場合もそのようなメカニズムが想定される。それが〈ゆれ〉（危機と長びく苦悩）と呼んだ時期である。人によっては、家族葛藤から始まる〈ほころび〉がその苦悩を準備する場合もある。

また喪失に悩む人たちも、喪失と喪失に伴うさまざまな苦悩を直視することができない。そこから逃げたい、あるいはその事実を認めたくない、などの「べき」思考と、それに基づく対処、戦略が私たちをさらに苦悩の淵へと追いやっていく。

それは頸椎損傷という、身体機能を失った星野氏も同様である。そして、なぜ自分だけがという絶望や恨みが、またその苦悩を強めるのである。

喪失によってもたらされた世界とそこまで生きてきた世界との落差が大きければ大きいほど、私たちはその事実とそれに伴う苦悩を受け入れ難いのである。

アルコール依存症者もやはりこの悪循環と無関係ではない。肥大した自己愛の持ち主（パワー幻想をもつがそれもある種の「べき」思考であろう）はしらふの自己の心身の反応を受け入れられない。そして、その内的な無力感をアルコールで埋めようとするが埋めきれず、そのような自分に失望し、さらにアルコールに依存していくのである。

ここで述べてきたように、アルコール依存症者の人生は、〈ほころび〉（苦悩を準備するもの）から始まり、それが破綻し、破局を迎え、その対処、戦略がむしろ悩みを強め、長びかせて、いわゆる〈ゆれ〉（危機と長びく苦悩）の時期に入りこみ、そこで悪戦苦闘することになる。

② 〈引き受け（収束）〉＝行動の変容と第一の転機

閉じられている自己内部の、そして他者を巻きこんだ悪循環が続く限り、苦悩は拡大するのだが解決には向かわない。しかしこの生き方は必ず行き詰まるのである。アルコール依存症者では「どん底体験」と呼ばれ、それが治療的転機になることが知られている。それがＡＡなどの自助グループや治療への踏み出しとそこでの人との出会いを通じ他者による受容を経て、「行動の変容」（断酒）から「受容の促進」（パワー幻想から冷めること、脱幻想）へとつながっていく。そして自己受容がなされるのであろう。

森田の場合は青年期の神経症的な自己意識（「べき」思考）が人生上のさまざまな挫折によって修正され、最愛の息子の喪の作業を通して人生の事実に到達したのである。これらの出来事が彼にとってのどん底体験であった。それは絶望の淵に追いやられた南木氏、星野氏、そして対象喪失者も同様であろう。

そのプロセスは、行き詰まりから始まり、多くの人たちはいわゆる治療的環境に踏み出し、そこで共感的に自己の苦悩を受け入れ、理解してもらえる他者と出会い、他者から受容される経験をする。

神田橋條治は、人の自立を幼児の成長過程をモデルに次のようにまとめた。まず「抱えられ」ついで「認められ」、「自ら認め」、そして「お手伝い」、「能力や意見を認められ」、「認めさせ」、「親を抱える」という段階を取る[17]。

苦悩と悪戦苦闘し、行き詰まった対象者たちが、今までと違った生き方を求めて決断することから回復のストーリーは始まる。そして他者と出会い、そこで「抱えられ」、「認められ」（他者による受容）、「行動の変容」が起こってくる。そのような世界への関わりが「自ら認めること」（「受容の促進」／自己受容）を可能にする。それらをさらに促進することが、自らの経験を伝達することであり（先輩としての助言、体験記）あるいは自助グループにおけるさまざまな役割を果たすことである。それが「お手伝い」、「能力や意見が認められる」ことにつながる。ここで明らかにした回復者のストーリーは、人が成長し、自立していくことにほかならず、精神療法における基本的な治癒機転と軌を一にする。

また、ここで注意すべきは、この回復プロセスがけっして限定された治療場面で起こってくるのではないということである。それはまず神田橋條治がいうように、精神療法の専門的技術によって揺さぶられた被治療者を支える素人的助力の受け皿がその変容のために必要である。つまり、藤田千尋が指摘するように「生活実践の場をまったく考えないで、治癒機転ということを論じるわけにもいかない」[18]のであり、生活世界での直接的関わりとそこでの行動的実践の受容性は論を待たない。

③〈自己変容〉＝受容の促進と第二の転機

だがもう一つ、重要な、そして決定的な内的変化がその人の回復のストーリーには必須である。人生上で避けることができないさまざまな出来事、広い意味での喪失体験が、自己の限界さらには人生の無常を知り、それが「べき」思考の相対化、無力化を促進する。

それは、「自己の欲するがまま」に自己と現実に関わろうとする、欲望に裏打ちされた「べき」思考に執着している間は、自己の苦悩からの解放はないという自覚をもたらす。そのことがさまざまな苦悩を苦悩として、ありのままに価値づけせず、操作せず受け入れていくしかないという「受容の促進」を、深い情緒的レベルで体験することを可能とする。それとともに、少なからずの人たちは超越的な他者（神、自然など）に自己の存在を委ねる。このような、自己の力では解決できない事態があるという深い情緒的レベルでの無力の体験（あきらめること）と、その認識が自らの生きる欲望を自覚させ、そこから回復のストーリーは確かな歩みを始めるのである。

ここで取り上げた回復者たちは、それが悲痛な体験、喪失であっても新しい人生に自分自身を組み替える力を持っていることを示している。悲痛の経験、喪失の事実を苦悩のどん底でそのままに認めること、仕方がないこととしてあきらめ、受け入れることから、もう一つの生のあり方が見えてくる。「死は恐れざるを得ない」と森田が観念したときに、「欲望はあきらめることができない」という事実に気づくのである。あきらめるともに新しい生きることが見えてくる。それがまたあきらめを促進する。

これら①～③のプロセスは螺旋形に繰り返しながら、悩む人たちの自覚を深め、回復をもたらす。

あとがき

当初、今まで書いたものをある程度修正して本書を完成させようともくろんでいたのだが、作業を始めてみると、それでは考えていることが十分表現できないことに気づいた。一九九六年に森田療法研究所・北西クリニックを開設し、試行錯誤しながら外来森田療法を行ってきた。ここで挙げたクライアントは、本書の性格上いわゆる事例報告でなく、ある程度手を加えたものであるが、その変化のプロセスについては忠実に描き出したつもりである。

本書は、今は亡き師・新福尚武が発した森田療法に対する鋭い問いかけにどう答えるか、それを考えるところから始まった。どれだけ達成できたかは心許ないが、これが私の現時点における森田療法の理解であり、実践の書である。また森田療法のメタサイコロジーを明らかにするという作業に取り組んでいったために、東洋思想、とくに中国の自然論、日本の禅、浄土真宗についての解説書を自分なりに理解しながら、それを森田療法の理論や介入法と結びつけようと試みた。それがどの程度成功したのか、またそのような理解が正しいかどうかも、自信があるわけではない。浅学ゆえの誤解があれば、ご指摘いただきたいと思う。

本書で展開した考えの基となる森田療法の臨床経験は、クライアントとの相互交流なくしては成り立たないものである。また、森田療法を学ぶ多くの同僚たちにも恵まれたと思う。その同僚たちと森田療法セミナーを立ち上げ、行ってきた講義、スーパービジョンの経験も本書の内容に反映している。浄土真宗に関しては、親鸞仏教センターの諸氏との交流から多くのものを学ぶことができた。

この場を借りて心から関係諸氏にお礼を述べたい。

そして白揚社の鷹尾和彦氏には本書の完成を根気よく待っていただき、その編集に当たって有用なご意見をいただいた。感謝の意を捧げたい。

また森田療法研究所ホーム・ページに森田療法E－ラーニング講座を開講した。興味ある方は参照してください。

二〇一二年　秋の気配を感じながら

北西憲二

文献

序章　現代社会と森田療法

1　米国精神医学会／高橋三郎・大野裕・染矢俊幸訳『DSM-Ⅳ-TR　精神疾患の診断・統計マニュアル』（医学書院　2002）

2　ピーター・D・クレイマー／堀たほ子訳『驚異の脳内薬品―鬱に勝つ「超」特効薬』（同朋舎　1997/2007）

3　レオン・R・カス／倉持武監訳『治療を超えて―バイオテクノロジーと幸福の探求　大統領生命倫理評議会報告書』（青木書店　2005）

4　島薗進：増進的介入と生命の価値―気分操作を例として「生命倫理」15; 19-27, 2005

5　森岡正博『無痛文明論』（トランスビュー　2003）

6　北西憲二：精神療法と回復「臨床精神医学」34; 1671-77, 2005

7　田島治：ベンゾジアゼピン系薬物の処方を再考する「臨床精神医学」30; 1065-69, 2001

8　神田橋條治『精神療法面接のコツ』（岩崎学術出版社　1990）

9　北西憲二『我執の病理―森田療法による「生きること」の探究』（白揚社　2001）

10　森田正馬：第三十三回形外会（1933）森田正馬全集第五巻（高良武久他編集　白揚社　1975）

11　加藤敏・八木剛平編『レジリアンス―現代精神医学の新しいパラダイム』（金原出版　2009）

Ⅰ　森田療法の人間理解

1　アーロン・ベック／大野裕訳『認知療法―精神療法の新しい発展』（岩崎学術出版社　1990）

2　森田正馬『神経質及神経衰弱症の療法』（1921）森田正馬全集第一巻（白揚社　1974）

3　ジャクリーン・B・パーソンズ／大野裕監訳『実践的認知療法―事例定式化アプローチ』（金剛出版　1993）

4　森田正馬『精神療法講義』（1922）森田正馬全集第一巻

5　内村祐之『わが歩みし精神医学の道』（みすず書房　1968）

6　新福尚武：神経症性障害説としての森田説と分析説との関係「精神医学」1; 475-488, 1959

7　森田正馬：強迫観念の本態（紙・革類恐怖）・臨床講義（1934）森田正馬全集第四巻（白揚社　1974）

8 中村元・福永光司・田村芳朗他『仏教辞典 第二版』（岩波書店 2002）
9 今村仁司『現代語訳 清沢満之語録』（岩波書店 2001）
10 中村元：東洋人の思惟方法3 中村元選集第三巻（春秋社 1962）
11 北西憲二：森田とフロイト―人間理解の方法論をめぐって 北西憲二・皆川邦直・三宅由子他『森田療法と精神分析的精神療法』（誠信書房 2007）
12 飯田真・中井久夫『天才の精神病理』（中央公論社 1972）
13 皆川邦直：自我心理学派 松下正明総編集『臨床精神医学15 精神療法』（中山書店 1999）
14 橋本和幸：専門用語の相互理解をめぐって『森田療法と精神分析的精神療法』
15 新福尚武：森田療法で起こりがちな精神療法的副作用「季刊精神療法」6; 16-23, 1980
16 北西憲二：知の体系としての森田療法・Ⅳ―恐怖と欲望のダイナミズムから― 「精神療法」30; 188-196, 2004
17 土居健郎『精神療法と精神分析』（金子書房 1961）

Ⅱ 自然論の展開

1 木田元『反哲学入門』（新潮社 2007）
2 エドワード・S・リード／細田直哉訳・佐々木正人監修『アフォーダンスの心理学―生態心理学への道』（新曜社 2000）
3 鈴木大拙：禅仏教に関する講演 鈴木大拙、エーリッヒ・フロム、リチャード・デマルティーノ編『禅と精神分析』（東京創元社 1992）
4 森三樹三郎『「無」の思想―老荘思想の系譜』（講談社現代新書 1969）
5 森三樹三郎『老子・荘子』（講談社学術文庫 1994）
6 栗田勇『最澄と天台本覚思想―日本精神史序説』（作品社 1994）
7 森本和夫『「正法眼蔵」読解』（ちくま学芸文庫 2003）
8 森田正馬：第三十五回形外会（1933） 森田正馬全集第五巻
9 古閑義之：森田療法と禅 「精神療法研究」4 (2); 2-11, 1973
10 鈴木知準：森田療法の禅 高良武久監修『現代の森田療法―理論と実際』（白揚社 1977）

11　森田正馬『神経衰弱及強迫観念の根治法』（1926）森田正馬全集第二巻（白揚社　1974）
12　森田正馬：第四十回形外会（1933）森田正馬全集第五巻
13　真宗聖典編纂委員会『真宗聖典「末灯鈔」』（東本願寺出版部　1978）
14　小坂国継『西洋の哲学・東洋の思想』（講談社　2008）
15　西田幾多郎：日本文化の問題　西田幾多郎全集第九巻（岩波書店　2004）

Ⅲ　森田療法の基本的枠組み――自然と反自然

1　新福尚武：欧米精神療法と禅の精神「季刊精神療法」17; 294-300, 1991
2　森田正馬『神経質の本態及療法』（1928）森田正馬全集第二巻
3　高良武久『森田療法のすすめ』（白揚社　1976／新版　2000）
4　森田正馬：第十回形外会（1931）森田正馬全集第五巻
5　福岡伸一『動的平衡―生命はなぜそこに宿るのか』（木楽舎　2009）
6　木村敏『あいだ』（弘文堂　1988）
7　森田正馬『精神療法講義』
8　森田正馬：第十七回形外会（1931）森田正馬全集第五巻
9　大原健士郎・藍沢鎮雄・岩井寛『森田療法』（文光堂　1970）
10　藤田千尋：森田療法の外来治療に関する諸問題―特にその標準化の可能性をめぐって「森田療法学会誌」3: 17-28, 1992
11　池田秀三：陰と陽　長尾雅人他編『岩波講座　東洋思想第14巻　中国宗教思想2』（岩波書店　1990）
12　北西憲二『我執の病理―森田療法による「生きること」の探究』
13　佐々木正人『アフォーダンス―新しい認知の理論』（岩波書店　1994）
14　佐々木正人『アフォーダンス入門―知性はどこから生まれてきたか』（講談社学術文庫　2008）
15　森田正馬：第二十五回形外会（1932）森田正馬全集第五巻
16　森田正馬：第三十一回形外会（1933）森田正馬全集第五巻
17　森田正馬：第二十二回形外会（1932）森田正馬全

集第五巻
18　森田正馬：第三十七回形外会（1933）森田正馬全集第五巻
19　森田正馬：第五十六回形外会（1936）森田正馬全集第五巻
20　近藤喬一：純な心再考「日本森田療法学会誌」14：81-84, 2003
21　内村英幸：「純な心」と「素直な心」について―原感覚的に感じる心―「日本森田療法学会誌」14:85-88, 2003
22　菊池（岩田）真理：純な心「日本森田療法学会誌」16; 89- 92, 2005
23　藍沢鎮雄『日本文化と精神構造』（太陽出版ロゴス選書 1975）

Ⅳ　**自己論――自然との関係から**

1　真宗聖典編纂委員会『真宗聖典「末灯鈔」』
2　木村敏：「自然」について「木村敏著作集 3」（弘文堂 2001）
3　竹内整一『「おのずから」と「みずから」―日本思想の基層』（春秋社 2004）
4　市川浩『身体論集成』〈身〉の現象学（中村雄二郎編　岩波現代文庫 2001）
5　相良亨『日本の思想』（ぺりかん社 1989）
6　九鬼周造：日本的性格について（講演 1937）九鬼周造全集第3巻（岩波書店 1981）
7　アンリ・エレンベルガー／木村敏・中井久夫監訳『無意識の発見』（弘文堂 1980）
8　鈴木大拙：禅仏教に関する講演
9　森田正馬：第五十五回形外会（1936）森田正馬全集第五巻
10　下山晴彦：認知行動療法とは何か　下山晴彦編『認知行動療法を学ぶ』（金剛出版 2010）
11　P・A・バッハ、D・J・モラン／武藤崇他監訳『ACTを実践する』（星和書店 2009）
12　田代信維『森田療法入門―「生きる」ということ』（創元社 2001）
13　大原健士郎・藍沢鎮雄・岩井寛『森田療法』
14　立松一徳：外来森田療法　北西憲二・中村敬編『心理療法プリマーズ　森田療法』（ミネルヴァ書房 2005）

Ⅴ　**自己の構造ととらわれ**

1　融道夫・中根允文・小宮山実監訳『ICD-10 精神及び行動の障害』（医学書院 1993）

2 高良武久『森田療法のすすめ』
3 森田正馬『神経質の本態及療法』
4 新福尚武：神経症説としての森田説と分析説との関係
5 森田正馬：第四十五回形外会（1934） 森田正馬全集第五巻

VI 治療論の基礎

1 中井久夫・永安朋子：養生を念頭においた精神科治療『分裂病の回復と養生』（中井久夫選集 星和書店 2000）
2 近藤章久：知的洞察、情緒的洞察、体得について「神経質」3: 1-43, 1962
3 鈴木大拙：禅仏教に関する講演
4 鈴木大拙『金剛経の禅 禅への道』（鈴木大拙禅選集4 春秋社 1991）
5 藍沢鎮雄：森田療法と禅 大原健士郎編『精神科MOOK(19) 森田療法—理論と実際』（金原出版 1987）
6 森田正馬：第八回形外会（1930） 森田正馬全集第五巻
7 小坂国継『西洋の哲学・東洋の思想』
8 森田正馬『神経衰弱及強迫観念の根治法』
9 鈴木知準：森田病院入院患者から森田療法治療家に—その経験による療法雑談「森田療法学会誌」3: 40-43, 1992
10 高良武久『森田療法のすすめ』
11 大西鋭作：森田正馬先生の思い出「森田正馬生誕百年記念講演集」（森田正馬生誕百年記念事業会 1976）
12 森田正馬：第十五回形外会（1931） 森田正馬全集第五巻
13 森田正馬：第五十四回形外会（1935） 森田正馬全集第五巻
14 藤田千尋：森田療法における治癒をめぐる諸問題 高良武久監修『現代の森田療法—理論と実際』
15 森田正馬：第十八回形外会（1932） 森田正馬全集第五巻
16 森田正馬：第二十六回形外会（1932） 森田正馬全集第五巻
17 森田正馬：第三十六回形外会（1933） 森田正馬全集第五巻
18 成田善弘：青年期患者の治療—「抱える」ことと「差し戻す」こと「森田療法学会誌」11: 361-364, 2000
19 近藤喬一：日本の心理療法「内観医学」1: 1-8, 1999

20 西谷啓治『宗教と非宗教の間』(岩波書店 2001)
21 中村敬：認知行動療法の新しい流れと森田学派の立場「日本森田療法学会誌」18; 45-50, 2007

Ⅶ 森田療法の介入法——治療の見取り図

1 森田正馬：第三十九回形外会(1933) 森田正馬全集第五巻
2 森田正馬：第二十五回形外会
3 森田正馬：第三十五回形外会
4 森田正馬：第四十回形外会
5 佐々木正人『アフォーダンス入門—知性はどこから生まれてきたか』
6 北西憲二：慢性うつ病への外来森田療法Ⅱ 神経症性うつ病「精神療法」36; 355-363, 2010
7 中村敬・北西憲二・丸山晋他：外来森田療法のガイドライン「森田療法学会誌」20; 91-103, 2009
8 北西憲二・橋本和幸・小松順一他：対人恐怖者への森田療法—治療の集団性との関連から「季刊精神療法」13; 313-320, 1987
9 立松一徳：外来治療、橋本和幸：外来森田療法Ⅰうつ病、市川光洋：外来森田療法Ⅲ 社会恐怖・対人恐怖、久保田幹子：外来森田療法Ⅳ 強迫性障害 以上、北西憲二・中村敬編『心理療法プリマーズ 森田療法』(ミネルヴァ書房 2005)

Ⅷ 治療の実際——治療導入

1 森田正馬：第四十七回形外会(1934) 森田正馬全集第五巻
2 西園昌久：精神分析と森田療法『現代の森田療法—理論と実際』(白揚社 1977)
3 神田橋條治『精神療法面接のコツ』
4 北西憲二：慢性うつ病への外来森田療法Ⅱ 神経症性うつ病
5 近藤章久：心理療法に於ける治療者・患者関係「精神分析研究」7; 30-35, 1961
6 中村敬・北西憲二・丸山晋他：外来森田療法のガイドライン
7 伊丹仁朗『生きがい療法でガンに克つ』(講談社 1988)
8 北西憲二・板村論子：森田療法とグループ—病の苦悩の理解と介入法「集団精神療法学会誌」24; 115-119, 2008
9 久保田幹子：日記療法 北西憲二・中村敬編『心理療法プリマーズ 森田療法』(ミネルヴァ書房 2005)

10 北西憲二：自己愛的傾向の強い対人恐怖の治療―森田療法における感情の扱いをめぐって「精神科治療学」10; 1319-1327, 1995
11 井出恵・北西憲二・立松一徳他：多彩な症状を呈した回避性人格障害の女性例「季刊精神療法」36; 543-554, 2010

Ⅸ 治療の実際――治療前期
1 森田正馬『神経質の本態及療法』
2 森田正馬：第六十三回形外会（1936）森田正馬全集第五巻
3 成田善弘『強迫性障害―病態と治療』（医学書院 2002）
4 久保田幹子：外来森田療法Ⅳ 強迫性障害
5 明念倫子『強迫神経症の世界を生きて』（白揚社 2009）
6 森田正馬：第十七回形外会
7 立松一徳：外来治療

Ⅹ 治療の実際――行き詰まりと乗り越え
1 神田橋條治『精神療法面接のコツ』
2 北西憲二・皆川邦直・三宅由子他：精神病理学と治療論の比較『森田療法と精神分析的精神療法』

Ⅺ 治療の実際――治療後期から終了へ
1 池田数好：森田神経質とその療法「精神医学」1; 461-473, 1959
2 渡辺久雄：精神療法における治癒機転に関する一考察（第1報）「精神医学」9; 243-247, 1967
3 神田橋條治『精神療法面接のコツ』
4 鈴木知準：森田療法における治療の終結について「季刊精神療法」16; 209-217, 1990
5 ジェローム・D・フランク、ジュリア・B・フランク／杉原保史訳『説得と治療：心理療法の共通要因』（金剛出版 2007）
6 森田正馬『神経衰弱及び強迫観念の根治法』
7 黒川順夫：対人恐怖症全治における告白の意義「森田療法学会誌」16; 147-154, 2005
8 近藤喬一：治療に対する抵抗の諸相と森田療法におけるその取り扱い「季刊精神療法」2; 139-144, 1976
9 森田正馬：第十八回形外会
10 森田正馬：第二十六回形外会

Ⅻ 治ること

1 鈴木知準：森田療法における治療の終結について 「季刊精神療法」16; 209-217, 1990
2 岩井寛・阿部亨『森田療法の理論と実際』（金剛出版 1975）
3 北西憲二・小松順一・西牟田義康他：森田療法を行った思春期神経症例の追跡調査 「季刊精神療法」9; 245-258, 1983
4 森田正馬：第五十六回形外会
5 高良武久『森田療法のすすめ』
6 新福尚武：心理療法（五） 井村恒郎他編集『異常心理学講座 第三巻』（みすず書房 1968）
7 C・G・ユング／蒲田輝男訳：人生の転換期 「現代思想 総特集ユング」（青土社 1979）
8 ダニエル・J・レビンソン／南博訳『ライフサイクルの心理学』（講談社学術文庫 1992）
9 森田正馬『神経質の本態及療法』

XIII 回復のストーリー

1 米国精神医学会／高橋三郎・大野裕・染矢俊幸訳『DSM-IV-TR 精神疾患の診断・統計マニュアル』
2 笠原敏彦：社会恐怖症 田代信維・越野好文編『臨床精神医学講座5 神経症性障害・ストレス関連障害』（中山書店 1997）
3 Kitanishi K., K. Nakamura, Y. Miyake et al: Diagnositic consideration of Morita shinkeishitsu: *Journal of Psychiatry and Neurosciences* 56: 603-608, 2002
4 能智正博：質的データを読む 伊藤哲司・能智正博・田中共子編『動きながら識る、関わりながら考える—心理学における質的研究の実践』（ナカニシヤ出版 2005）
5 ジェローム・S・ブルーナー／岡本夏木・吉村啓子・添田久美子訳『ストーリーの心理学』（ミネルヴァ書房 2007）
6 ケン・プラマー／桜井厚・好井裕明・小林多寿子訳『セクシュアル・ストーリーの時代—語りのポリティクス』（新曜社 1998）
7 鍋田恭孝『対人恐怖・醜形恐怖』（金剛出版 1997）
8 森田正馬：赤面恐怖症（又は対人恐怖症）と其療法（1932） 森田正馬全集第三巻（白揚社 1974）
9 成田善弘・笠原嘉訳『強迫パーソナリティ』（みすず書房 1985）
10 神田橋條治『精神療法面接のコツ』
11 北西憲二：知の体系としての森田療法・V—回復という視点 「精神療法」30; 319-326, 2004

12　ジェローム・D・フランク、ジュリア・B・フランク／杉原保史訳『説得と治療―心理療法の共通要因』
13　ウィリアム・ブリッジス／倉光修・小林哲郎訳『トランジション―人生の転機』（創元社　1994）
14　石坂好樹『精神療法の基礎学序説―こころの病とその治療の構造的解明にむけて』（金剛出版　1988）
15　藤田千尋：治癒機転における自己超越について「精神医学」9; 255-259, 1967

終章　回復のプロセスの普遍性

1　北西憲二：知の体系としての森田療法・V―回復という視点から
2　飯田眞・中井久夫『天才の精神病理』
3　水谷啓二：真人間の復活（第二六回）「生活の発見」72; 20-26, 1966
4　大原健士郎・大原浩一：森田正馬の病跡（Ⅱ）「日本病跡学会誌」37; 39-48, 1989
5　森田正馬『神経質及神経衰弱症の療法』
6　森田正馬：第十二回形外会（1931）　森田正馬全集第五巻
7　森田正馬：生の欲望と死の恐怖（1925）　森田正馬全集第三巻
8　森田正馬：第七回形外会（1930）　森田正馬全集第五巻
9　森田正馬：第五十六回形外会
10　N・レイク、M・ダヴィットセン＝ニールセン／平山正美・長田光展訳『癒しとしての痛み―愛着、喪失、悲嘆の作業』（岩崎学術出版社　1998）
11　ロバート・A・ニーマイアー編／富田拓郎・菊池安希子監訳『喪失と悲嘆の心理療法―構成主義からみた意味の探究』（金剛出版　2007）
12　南木佳士：ある朝、突然に　貝谷久宣編『パニック障害に負けない―不安恐怖症体験・克服記』（日本評論社　1999）
13　斉藤学『アルコール依存症の精神病理』（金剛出版　1985）
14　比嘉千賀：森田療法と「生活の発見会」のセルフヘルプ・グループ機能「季刊精神療法」28; 674-681, 2002
15　星野富弘『愛、深き淵より。』（立風書房　2000）
16　Kitanishi, K., K. Nakamura, Y. Miyake, et al.: Diagnostic consideration of Morita shinkeishitsu and DSM-IIIR.
17　神田橋條治『精神療法面接のコツ』
18　藤田千尋：治癒機転における自己超越について

著者略歴

1946年生まれ。東京慈恵会医科大学卒業。72-74年、スイスバーゼル大学精神科・うつ病研究部門に留学、79-95年慈恵医大第三病院にて森田療法の実践と研究に従事。日本女子大学人間社会学部教授を経て、現在は森田療法研究所所長・北西クリニック院長。

主な著書に『「くよくよするな」といわれても……』(法研)、『実践・森田療法』(講談社)、『森田療法のすべてがわかる本』(監修・講談社)、『我執の病理』(白揚社)など。

ISBN 978-4-8269-7156-0

回復《かいふく》の人間学《にんげんがく》

二〇一二年一一月三〇日 第一版第一刷発行

著者 北西憲二《きたにしけんじ》

発行者 中村 浩

発行所 株式会社 白揚社
東京都千代田区神田駿河台一―七 郵便番号一〇一―〇〇六二
電話(03)五二八一―九七七二 振替〇〇一三〇―一―二五四〇〇

装幀 岩崎寿文

印刷所 株式会社 工友会印刷所

製本所 中央精版印刷株式会社